新手父母枕边书·儿童常见病家庭护理手册

丛书总主编 张晓波 王 艺 丛书副主编 顾 莺

这样做安全！

儿童意外伤害预防与紧急处理手册

主编 王文超 沈伟杰 陈伟明

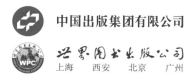

中国出版集团有限公司

世界图书出版公司

上海 西安 北京 广州

图书在版编目（CIP）数据

这样做安全！儿童意外伤害预防与紧急处理手册 /
王文超，沈伟杰，陈伟明主编 . -- 上海：上海世界图书
出版公司，2024.9. --ISBN 978-7-5232-1359-9

Ⅰ . R720.597-62

中国国家版本馆 CIP 数据核字第 2024WU7997 号

书　　名	这样做安全！儿童意外伤害预防与紧急处理手册	
	ZheYang Zuo AnQuan! ErTong YiWai ShangHai	
	YuFang Yu JinJi ChuLi ShouCe	
主　　编	王文超　　沈伟杰　　陈伟明	
出 版 人	唐丽芳	
策　　划	沈蔚颖	
责任编辑	芮晴舟	
插　　画	陈可薇　　倪云枫　　郁紫丹	
装帧设计	南京展望文化发展有限公司	
出版发行	上海世界图书出版公司	
地　　址	上海市广中路 88 号 9–10 楼	
邮　　编	200083	
网　　址	http://www.wpcsh.com	
经　　销	新华书店	
印　　刷	杭州锦鸿数码印刷有限公司	
开　　本	889 mm× 1192 mm　1/32	
印　　张	4.875	
字　　数	85 千字	
版　　次	2024 年 9 月第 1 版　　2024 年 9 月第 1 次印刷	
书　　号	ISBN 978-7-5232-1359-9 / R · 742	
定　　价	58.00 元	

丛书编写委员会

丛书总主编

张晓波　王　艺

丛书副主编

顾　莺

丛书编委（按姓氏拼音排序）

陈伟明　范　咏　傅唯佳　缑兆阳　顾　莺　郭　俊

黄雨滟　季　托　姜军妹　蒋文怡　康琼芳　孔梅婧

乐　倩　李智平　凌　芳　刘　芳　刘培培　戚少丹

祁媛媛　任　平　沈伟杰　施　燕　万嫣敏　王文超

王颖雯　吴　颖　徐　虹　徐晓凤　杨玉霞　余卓文

张明智　张晓波　张艳红　张燕红　张玉蓉　郑继翠

周晶晶　周壹文　朱孟欣

本书编写者名单

▼

主　编

王文超　　沈伟杰　　陈伟明

参编人员（按姓氏拼音排序）

凌　芳　　杨玉霞　　张燕红

总 序

　　儿童是祖国的希望和未来，他们的身心健康直接关系到民族和国家的发展。儿科是医疗学科的一个重要分支，是专科性较强的独立学科，并不是成人的缩小版，它有自己的特色。《"健康中国2030"规划纲要》中特别强调普及健康生活和加强健康教育的重要性，全民科普时代已然来临，提供优质的医疗服务和加强健康教育是每一位医护人员的职责。孩子生病就医过程中的照护团队包括了非常多的角色，重要的三大角色包括医生、护士以及父母，每个角色都需要竭尽全力，同时又充分地相互配合，才能得到一个较好的结局。父母是责无旁贷地一直守护在孩子身边的角色，他们精细化的照护能力关系到孩子的短期结局和长期预后。

　　参与本丛书编写的均是临床一线的医护人员，他们在竭尽全力救治、照护患儿的过程中，体会到为患儿家庭、父母及照护者普及医学知识的重要性与迫切性。因此，在繁忙的工作之余，仍以极大的热情致力于将生涩的医学知识转化为图文并茂的科普读本，旨在为父母解答居家养育孩子或住院照护患儿的过程中可能遇到的问题，切实帮助他们科学地应对各种问题，提高其照护水平。

"新手父母枕边书·儿童常见病家庭护理手册"丛书，囊括了儿童常见呼吸、消化系统疾病家庭护理、儿童意外伤害的预防与紧急处理、儿童常见外科疾病术后家庭护理以及医疗检查和规范用药常识，分享了国内外最新的经验和方法，充分明晰地进行了阐述，易懂易记，实用性强，是一套实用的、助力提升父母照护能力的科普读本。我相信阅读此套丛书对于广大家长将会大有裨益。

国家儿童医学中心 复旦大学附属儿科医院

2024 年 7 月

前言

　　意外伤害是全球面临的重要公共卫生问题之一。在发达国家中，意外伤害导致的死亡人数占全部死亡人数的40%。同时，意外伤害也是我国0～3岁儿童的首要死亡原因。意外伤害在我们的生活中无处不在，一些被成人忽视的危险对于儿童来讲可能是致命的；而儿童对于未知充满了好奇，他们无法预判何时何地在何种情况下会出现危险。当危险真正来临时，如果看护者不能预判危险或者在危险来临时不能及时对儿童予以施救，则可能会对儿童及家庭带来不可逆转的伤害。

　　本书遴选了跌落、烫伤、误服、动物致伤和窒息五种最常见意外伤害类型。从新手家长的角度出发，希望采用通俗易懂的语言，让家长从根本上知晓预防意外伤害的重要意义，以及当意外伤害发生后家长的正确处理方法，从最大程度上降低意外伤害给儿童及其家庭带来的身心伤害和经济负担。

意外伤害是可以预防的，这需要医疗机构人员提供专业的医疗知识、家长对于意外伤害的防范意识及全社会的关注和努力。儿童无伤害，飞翔无负担——这是全球范围内所有关注儿童意外伤害的医疗机构或社会团体组织共同的目标。希望通过本书能够为各位新手家长答疑解惑，让孩子快乐成长！

王文超

2024年7月

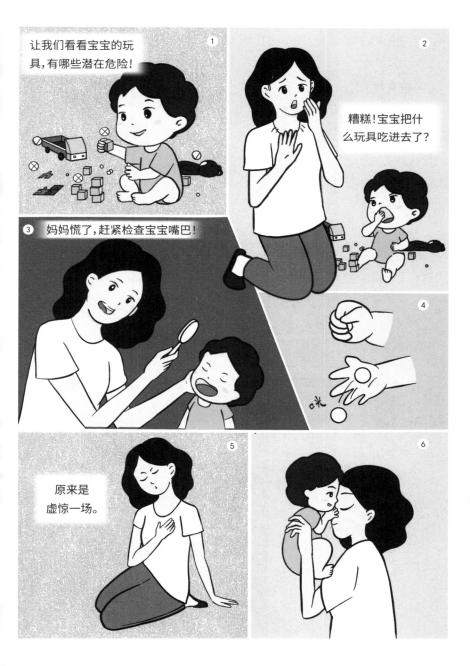

7 宝宝床上有这么多玩具，危险！

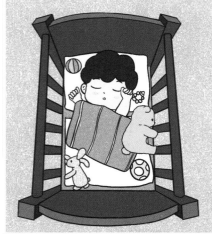

糟糕！危险！ 8

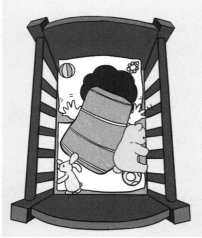

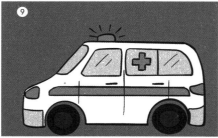

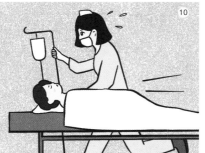

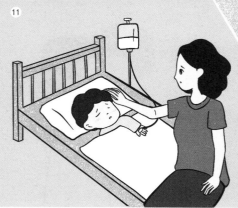

意外无处不在，照顾宝宝一定要细心加小心。

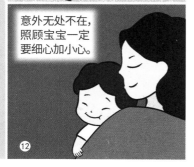

目 录

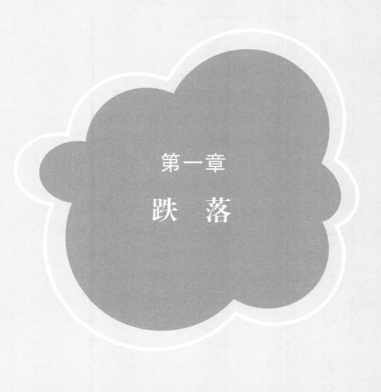

第一章

跌　落

跌落是儿童成长过程中再常见不过的事，不可避免，防不胜防，尤其是当儿童在学习走、爬、跑、跳、探索周围环境时，都有可能跌落。虽然绝大部分跌落不会产生严重后果，然而有的跌落可能会造成儿童永久性伤残甚至死亡，由此可见儿童跌落需要引起新手爸妈们的足够重视，预防儿童跌落的发生。近年来，基于可能导致儿童发生跌落伤害的危险因素，许多国家和地区开展了各种针对性的科普健康课堂，旨在让家长们认识什么是跌落、识别儿童跌落的相关危险因素及了解儿童跌落的急救常识。通过多种形式的科普活动，使爸爸妈妈们更科学有效地守护孩子的安全成长之路。本章主要从儿童跌落的介绍、如何识别跌落的危险因素、如何避免跌落及儿童跌落如何急救等方面一一为新手爸妈们解答谜题。

第一节　儿童跌落，跌跌不"休"

"护士小姐，我们家宝宝刚刚不小心从床上摔下去了，怎么办呀，急死我了……"一位带着坠床孩子来急诊求救的妈妈急匆匆地说道："当时我在看手机视频，听到孩子哇哇大哭起来，我马上从地上抱起孩子，发现孩子并没有异常，就放松了警惕。但是，现在孩子开始呕吐了，精神也越来越差，护士小姐怎么办呀？"接诊护士查看孩子后，立马呼叫医疗团队前来接诊，经头颅CT检查结果发现小朋友颅内大量出血，并出现脑疝，随时会有生命危险。病情危急，急救科救治团队立即开放静脉通路、甘露醇降颅压，急诊医生马上联系手术室进行手术。在经过一夜的急诊手术后，孩子转入儿童重症监护室进一步救治后脱离危险，痊愈出院。

儿童跌落无时无刻不出现在我们身边。儿童急诊科每天接诊儿童跌落的患者不计其数，有小年龄儿童学步时的步履不稳导致的跌落，也有青春期孩子因为各种原因的高楼坠落。不同原因的跌落导致的损伤情况也有不同，那么如何避免儿童跌落的发生，让我们先来认识一下到底什么是跌落。

一、跌落的概念

跌落是指突发、不自主、非故意的体位改变，倒在地上或更低的平面上。按照国际疾病分类（ICD-11）（W00-W19）对跌落的分类，跌落包括两类：第一类是指从一个平面至另一平面的跌落，如从床上跌落至地面，从楼梯上跌落，从窗台跌落至地面等；对于婴幼儿来讲，当跌落高度大于3米时或者是婴幼儿身高的2～3倍时，则称之为高能量损伤，对儿童生理的损伤是极大的。第二类是指在同一平面上的跌落，在相同的平面由于地面湿滑或者障碍物等原因导致滑倒或绊倒等，如儿童在学步、跑步时由于重心不稳导致的摔倒等，是属于第二类跌落的范畴。

二、儿童跌落的特点

跌落之后导致的损伤，称为跌伤。跌伤是可以导致致命或非致命的伤害。跌落在我国0～5岁儿童的伤害报告病例中占50%以上；也是我国1～4岁年龄段儿童最主要的致死原因。尤其需要注意的是，跌落是婴幼儿期儿童受伤的最主要原因，约为3.51%婴儿年。跌落的高发性和高致伤性需要引起新手爸妈们的高度重视。

非学龄期儿童跌落的好发地点是在家中，以从床上、沙发及非儿童使用的餐椅等为主要的跌落媒介物；0～4岁年龄段的儿童在跌落后受伤部位以头部为主，学龄期的儿童在跌落后以四肢伤、盆腔伤害为主。学龄前期或学龄期儿童跌落的地点以幼儿园、学校或道路为主。从性别上来看，男孩子跌落的发生率要高于女孩子，这与男孩子体格发育及性格相关。跌落的严重程度与发生时的高度、伤害部位和伤害性质有关；所致伤害分为致命伤害（即死亡）和非致命伤害（如骨折、扭伤或划伤等）。因此，根据儿童跌落的特点，各位新手爸妈应当有针对性地开展居家或预防工作，避免因为麻痹大意导致跌落伤害。

三、不同年龄段儿童常见的跌落类型

不同年龄段的儿童面临的跌落风险是不同的。跌落的风险与孩子所处的环境、看护不当等都有一定的关系。根据儿童生长发育特点、所处环境及看护人员等特点，下面表格中总结了不同年龄阶段儿童常见跌落的类型（表1-1）。

表1-1　常见的跌落类型

年龄段	跌落类型
婴儿期	易从儿童推车、儿童床、学步车或楼梯上坠落
1～3岁	易从楼梯、台阶、自行车、家具或游戏器械上等跌落
4～7岁	易从运动器械上跌落或被别人推倒等
7岁以上	易与同学追逐打闹造成碰撞和跌落或在体育课上运动时摔倒等

从上表中我们可以看出，婴儿期最常见的跌落类型是不同平面的跌落。婴儿期儿童生活的主要环境在家中，该阶段儿童发生跌落的主要原因是家中的家具及儿童学习步行或站立的障碍物。婴儿期的儿童从床上跌落的原因主要在于看护人员缺乏对小月龄儿童的照护，导致小月龄儿童从床上翻下跌落。有些家庭为了防止小月龄的儿童从床上翻下或滑下会配置床围，这样虽然可以一定程度避免孩子从床上跌落造成的损伤，但是也有儿童因床围导致窒息的报道。另外，该阶段跌落的第二"发生地"是从儿童推车上滑落或跌落，其主要原因在于儿童推车的安全带未正确扣紧、儿童推车的刹车未踩住或者是由于儿童坐在童车中在伸手拿取某物时重心不

稳导致"翻车"。

幼儿期的儿童开始了自行探索世界的"旅程"。楼梯、滑板车、自行车、滑冰鞋等都是常见的跌落主要危险因素。当孩子的协调力不足以支撑他们完成高难度的动作时，如骑滑板车或滑旱冰时的转弯动作，或者是碰到障碍物时的急刹车时，都容易导致孩子在运动时的跌落。不难理解，这个时期的孩子随着运动范围的扩大，他们不断用各种高难度动作去满足自己的探索欲。当他们学会某项技能时，会获得不同程度的满足感，但也增加了跌落风险。

当孩子进入下一个阶段（4～7岁）时，单人的运动已经不能满足他们，他们开始学习交流，发生跌落的场所可能在小区、公园或者各种游乐园。在探索各类运动器械的过程中，在与其他小朋友玩乐的过程中获得更大的满足感。从运动器械上的跌落或者在与其他小朋友在玩耍过程中的跌落成为该阶段孩子最主要的受伤原因。

当孩子进入学龄期后，学校、上学放学路上已经成为这个阶段儿童受伤的主要"战场"。体育课及教室内是学龄期儿童主要受伤的原因。在该阶段，儿童的心智逐渐成熟，尤其是进入青春期后的少年，可能会打架斗殴。另外，有的青少年会因为某些精神心理疾病，选择跳楼轻生，这也是该年龄段儿童发生跌落的主要原因之一。

因此，作为新手爸妈一定要在根据不同年龄阶段儿童的成长环境和特点，为孩子营造安全的成长环境，提高预防儿童跌落的意识。

四、平时孩子活动的时候，我们应该怎么做呢

在了解了孩子的不同阶段生长发育的特点之后，新手爸妈们就应该有针对性地对孩子各个时期的活动有侧重关注点和正确的引导。在确认安全范围之内，让他们自主地去学习本领，探索世界，锻炼体格。

另外，除了在前面我们提到孩子跌落常常与孩子生长发育的特点有关之外，我们生活中环境因素也很重要，比如没有装锁扣的窗户、没有刹车的学步车、在通道上堆放了很多杂物，这些都是造成儿童跌落的“元凶”。因此，各位新手爸妈一定要重视家庭环境中造成儿童跌落的危险因素，把孩子跌落的风险降到最低。

第二节　警惕！跌落危险无处不在

　　从上节的内容中，我们已经对导致跌落的风险有了初步的认识。跌落与儿童的不同发育阶段有很大程度的相关性，除此之外，还有非常多的因素也会导致儿童发生跌落。根据大数据的分析及各类报告的汇总，造成儿童跌落最主要的原因主要包括：① 儿童自身因素；② 看护者因素；③ 环境因素等。下面我们将从这几个方面详细来介绍一下。

一、儿童自身因素

1. 年龄因素

　　儿童在不同年龄阶段，因生理、心理及社会的发育和认知水平不同，导致跌落的风险也有不同。其中，跌落最高发的三个年龄段包括婴儿期、幼儿期和学龄前期。那么，这三个年龄段有什么独特性呢？

　　第一个阶段是婴儿期，指自出生后至满1岁。该阶段是儿童生长发育最为迅速的阶段，感觉和运动功能迅速发育，能够追视移动的物体和远处的物体，原始反射开始消失，立直反射、平衡反应逐渐建立，在不断抵抗重力伸展发育的过程中，学会站立和行走。这是此阶段儿童运动功能发育的里程碑。婴儿期是儿童在站立和行走的过程中是最容易发生跌落的时段。这个阶段的儿童对于周围的环境产生了巨大的好奇心，充满了探索的欲望。但是，他们对于周围环境所存在的危险预判力极低，因此各位新手爸妈应对这个阶段的儿童充满耐心，既要保护孩子的探索欲，也要在保护他们安全的前提下。

第二个阶段是幼儿期，指自 1～3 岁。此阶段儿童生长发育速度减慢，但智力发育较前突出，同时接触社会事物渐多，语言、思维和社交能力的发育日渐增速，自主性和独立性不断发展。活动范围扩大，但其对危险的识别能力不够，自身防护能力较弱。在这个阶段，他们的速度和耐力是惊人的，但是缺乏足够的协调能力来帮助他们完成更大幅度的运动。因此，这个阶段的孩子是最容易发生各类意外伤害。作为新手爸妈，应当为孩子提供协调力、动作精细度等多方面指导，帮助孩子建立自信心。

第三个阶段是学龄前期，指自 3～6 岁入小学前，这个阶段的儿童大运动和全身运动发育成熟，肌肉力量增强，动作协调力增强，更有能力控制自己的肌肉运动，已经逐渐接近运动发展的终点，并实现运动的"自动化"，而且他们的自我观念开始形成，好奇多问，模仿性强。学龄前期的儿童运动的耐力、决心和勇气使他们去探索更加广阔的环境，这是跌落高发的第二时段。不同平面的跌落是这个阶段跌落最主要的类型。作为新手爸妈，在这个阶段应该鼓励孩子去自主探索世界，但是要在对周围环境进行充分评估的基础上，而不是盲目地去探险。

当然除了上述三个儿童高发跌落的时期以外，在儿童学龄期及青春期也有可能发生跌落的意外，如在打篮球、踢足球等活动中绊倒、跌落；同学之间追逐打闹时发生摔跤、碰撞；青春期少年情绪不稳定、易激动引起同学间的打架斗殴而造成跌落情况等。

2. 性别因素

男孩子是儿童非故意伤害的高危人群。2005年，我国 0 ～ 17 岁孩子跌落的男女构成占比为 69.7% 和 30.3%，2022年，儿童意外伤害调查研究显示，男童跌落伤人数为女童的 5 倍，与国外报道结果类似。这与男童比女童好动的性格和行为特点有关。男童生性活泼好动、好奇心强、爱冒险活动。另外，社会上家长和老师对女童和男童教育与保护方式也不同。因为性别不同，暴露于同一危险环境的机会也不同，所以男童跌落发生率比女童高。因此，家里有男孩子的爸妈们要注意啦，你们要更加提防自己孩子发生跌落！

二、看护者因素

1. 看护者的育娃观念

当看护者作为儿童跌落的危险因素出现时，很多新手爸妈可能不认同。但是，在我们的日常中或者在很多的调研报告中都会发现，当孩子发生跌落时看护者因素会成为导致儿童跌落的原因。从看护者这个因素来看，首先是看护者对儿童发育的观念认知不同，溺爱型看护者会对于儿童的行为表现出"包容""大度"，孩子可以"为所欲为"，甚至对于出现的危险行为不予制止，任其发展；放手型看护者认为，孩子就应该"独闯天下"，在不断的探索和试错的过程中，才能更好地成长；在这类看护者看护下的孩子大多是比较勇敢的、调皮的、不畏惧危险和困难，但是这也会增加孩子受伤的风险。

2. 看护者的安全意识

看护者的安全意识对于预防儿童意外伤害的发生都是非常重要的。在全球儿童安全组织的一份报告中提到，68.89%的居家儿童在发生伤害时，看护者是同时在做其他事情，比如做家务或者看电子产品；而31.11%的孩子在居家发生伤害时，看护者是处于专心看护孩子的状态。存在侥幸心理，觉得"离开孩子一会儿应该不会出现问题"的心理一旦占据上风，就是孩子容易出现各类危险的时刻。因此，安全意识与危险预判意识是每位新手爸妈都应该认真去思考的问题。

三、环境因素

对于孩子们来讲，尤其是小年龄的孩子（3岁以下），陌生的环境尤其对他们充满了诱惑力。当他们可以开始自己去摸索这个世界的时候，那些对于成人来讲习以为常的物品可能就变成了他们冒险道路上的"绊脚石"。他们的判断力和自救能力不足以让他们识别这些危险物品，从而造成伤害。

1. 外部环境因素

童车、童床、高脚座椅、可变桌椅、学步车都是孩子跌落的主要危险因素。尤其是在看护者离开，单独留有孩子一个人的时候，危险就遍布在孩子身边。

一些游乐设施如蹦床、滑梯、秋千等，孩子们经常攀爬的具有一定高度的游乐项目设施也是孩子跌落的危险因素。缺乏安全标准搭建的游乐项目设施，如缺乏对于娱乐器械的高度限制、足够厚的表面材料、足够多的把手及定期的安全检查制度等都有可能加剧儿童跌落后的受伤程度。

孩子活动的区域地面不平、湿滑、有水渍、有障碍物，灯光照明不足，有锐利边角的楼梯、家具、游乐和学习用具等产品，有不安全的玻璃门窗，有较高的果树、坑道、水井、电线杆，深排水沟渠，家中的小宠物等都有可能是孩子跌落的"不安全分子"。

如今高层住宅、商场、建筑物越来越多，未封闭阳台、楼梯、观光栏杆常常缺乏有效的保护装置，或护栏高度不够，护栏间隔未达到儿童安全的建筑要求，或根本没有护栏，造成孩子从高处跌落。还有某些农村地区的一些建筑房屋不牢固也有可能存在垮塌的危险。

顶层未锁的高层建筑、安全设施不健全的老旧小区、烂尾楼、废弃工厂等是青少年轻生跳楼的高发地点。对于有精神疾病或心理问题的青少年家庭应当尽早发现孩子的问题，及时进行干预处理，避免此类事件的发生。

这些存在于我们生活中的环境因素都是造成跌落的高危因素，家长朋友们在遇到上面这些场景时，一定要提起百倍的注意力，快速有力地识别出危险因素，好给我们的孩子"排雷""护航"，做好他们生活、学习、娱乐中的"警卫员"。

2. 家庭环境

中国医院协会病案专业委员会曾报道，我国 0～14 岁儿童 43% 的意外伤害事件都发生在家里。有研究指出，家庭中父母饮酒是儿童伤害的危险因素，并且照护者年龄越小，儿童的跌落伤发生率越高。另外，我国于 2016 年发布"二胎政策"以来，多子女家庭也越来越多；照护孩子的压力除了来自经济，还有对孩子的安全看护。来自首都医科大学附属北京儿童医院的一个案例，有一位家长因为早上要送 7 岁的老大去上小学，而将还在熟睡的 1 岁半的老二单独反锁在家中。谁知老二突然醒来后发现妈妈不在身边，踩着小板凳从阳台窗户翻出，幸而有楼下灌木丛的缓冲，险些酿成大祸。其实这样的例子不少见，儿童认知能力不够，识别危险的意识不足，应对危险的能力不足，加之家庭环境的复杂性都会增加儿童跌落的风险。另外，如果家庭经济条件欠佳、失业及社会关系的中断也可能会严重影响成人对儿童的看管质量，尤其是贫困家庭的儿童，父母忙于生计，孩子们得不到足够的看管，有可能由稍长几岁的儿童去看管更年幼的弟弟妹妹，导致儿童疏于被看管。这些家庭中的客观情况都在无形中成为儿童跌落的"帮凶"。

　　当然，儿童跌落除了上述主要危险因素外，可能还有一些其他风险。希望各位家长能够擦亮自己的眼睛，帮助孩子扫清成长道路上的障碍，减少各类因已知风险导致的跌落伤害，避免给孩子带来不可预知的后果。

面面俱到，避免跌落

作为新手爸妈到底应该怎么做，才能让我们的孩子免受跌落，少受一点苦，少受一点伤呢？关于如何避免跌落，2011年8月我国卫生部就发布了《儿童跌倒干预技术指南》（卫疾控精卫便函〔2011〕83号）。这部指南是在世界卫生组织发布的《世界预防儿童伤害报告》的指导下，结合国内外的现状为大家提供的预防指南，可以更科学地让各位家长认识跌落，从而才能更好地预防跌落的发生。作为新手爸妈，应该做跨时代的新手爸妈，需要去理解预防措施的真正含义才能从根本上减少孩子跌落的发生。世界卫生组织和预防儿童意外伤害的社会组织都在积极宣传预防儿童跌落的措施，那么本节内容会带领大家了解一下如何来预防儿童跌落。

一、来自世界卫生组织的指导意见

世界卫生组织在《世界预防儿童伤害报告》中采用哈顿矩阵模型来分析儿童跌落的相关因素。该矩阵模型适用于所有的意外伤害，可以将伤害的预防追根溯源，根据伤害发生前、发生时和发生后三个时间段，并且从儿童、致伤因素和环境（物理环境和社会经济环境）三大方面分析容易导致儿童发生跌落的危险因素，预防起来才能做到有的放矢。

三个时间段：① 发生前，防患于未然，将可能导致儿童发生跌落的危险因素扼杀在"摇篮"中；② 发生时，将因跌落导致的伤害降到最低程度；③ 发生后，减轻因跌落导致的并发症或后遗症。

三个方面在前一节的内容都有详细的阐述，本节就不再赘述。表1-2是世界卫生组织为公众提供的儿童发生跌落的哈顿矩阵模型的分析结果。

表1-2　儿童跌落的哈顿矩阵模型

阶段	相 关 因 素			
	儿童	致伤因素	物理环境	社会经济环境
发生前	年龄、性别、活动水平、功能缺失	不安全产品或设施，缺少保护措施的屋顶、阳台或楼梯	缺少安全游戏场所、空间；缺少楼梯门和护栏等预防措施	贫困；单亲家庭；家庭人口数量；母亲教育水平；儿童看护者、保健和教育人员缺乏对跌落危险性的认识

续　表

阶段	相　关　因　素			
	儿童	致伤因素	物理环境	社会经济环境
发生时	儿童体格大小和生理发育状况	缺乏保护措施或减轻跌落严重性的措施	跌落时的高度；儿童跌落地表类型；缺少吸收冲击的表面	缺少对跌落严重性（如冲击、脑震荡和脑损伤等结局）的认识
发生后	儿童一般健康状况、残疾、损伤后的并发症	存在锋利器物及增加割伤和感染危险的其他风险因素	缺少分冲的入院前护理、急救护理或康复治疗	缺乏急救技能；医疗条件不允许；缺乏控制伤后结局的资源

　　表格1-2在我们的日常生活中是非常具有指导意义的，而且也是世界卫生组织和我国卫生健康委员会极力推荐给公众关于预防儿童跌落的指导意见。

　　在"发生前"阶段中，针对"儿童"这个大方面因素，需要考虑的是儿童处于的年龄阶段特点、性别、活动水平及儿童是否存在功能缺失的状况，比如有视障、听障的情况等，针对儿童自身的特点要实施预防措施；针对"致伤因素"这个大方面，需要考虑的是是否在儿童身边存在不安全的产品或设施，或者儿童处于缺少保护措施的各类地表；针对"环境"这个大方面，在"物理环境"中需要考虑的是儿童所处的环境中缺少安全游戏场所，或缺少楼梯门和防护栏等；在"社会环境"中需要考虑的因素比较多，比如家庭的经济条件、家庭的人口数量及母亲的教育水平等都与儿童跌落有非常大的相关性。因此作为新手爸妈，当你的孩子处于这样的家庭环境中时，你更应该提高跌落的防范意识。

在"发生时"阶段时，也就是当跌落已经发生了，针对"儿童"这个大方面因素需要考虑的是儿童此时的体格大小和生理发育状况，儿童在平时是否有接受过自救的教育，在发生跌落的当时能否通过自身能力来降低跌落导致的伤害；针对"致伤因素"这个大方面需要考虑的是在发生跌落时是否有保护措施或减轻跌落严重性的措施，如是否有足够厚的垫子或者其他缓冲物减缓跌落时的冲击力；针对"环境"这个大方面，在"物理环境"中需要考虑的是导致儿童跌落的高度，以及地表的类型；在居家环境中各位爸妈需要反思家中的儿童床距离地面的高度，以及地面上是否有可以缓冲的垫子以应对当儿童跌落时的冲击力；在"社会环境"中需要考虑各位看护者是否具备了对跌落严重性的认识，如小年龄儿童跌落时可能会导致脑震荡或者颅脑的损伤，而非"儿童磕碰是常见事"的错误观念。

在"发生后"这个阶段，也就是如果当跌落已经不可避免地发生了，针对"儿童"这个大方面需要考虑的是儿童平时的身体状况在后期的恢复中能否承受巨大的能量消耗；针对"致伤因素"这个大方面需要考虑在跌落处是否存在锋利物及增加割伤和感染危险的风险，各位新手爸妈可以反思一下家中，婴儿床下的滑轮是否踩好刹车，床脚是否用防撞条进行包裹；针对"环境"这个大方面，在"物理环境"中医疗条件是各位新手爸妈需要考虑的首要问题，其次是康复理疗的水平是否可以满足儿童恢复基本社会功能的需要；在"社会经济环境"中，各位爸妈是否具备一般的急救技能。另外，在你所处的社会环境中是否能够控制儿童伤后的结局也是需要考虑的重要因素。

表1-2给了各位新手爸妈非常专业的指导，全方位来预防儿童跌落的发生。我们也希望各位新手爸妈能够对照该表格来列出自己家庭中或者孩子上学路上可能存在的危险，为孩子和自己设立"警钟"。

二、来自预防儿童伤害组织的温馨提示

除了世界卫生组织给公众提供的专业指导意见，还有一些专业的组织机构为新手爸妈们提供了简单易懂的防跌落知识，并且在家庭中非常容易实践。"全球儿童安全组织"（网址：https：//www.safekidschina.org/）为各位新手爸妈提供了分类儿童伤害预防自查表、各年龄段儿童伤害预防贴士和居家安全检查清单等，方便各位家长使用。

在分类儿童伤害预防自查表中包含了居家安全检查清单、儿童跌落预防自查表、儿童烧烫伤预防自查表等。在居家安全检查清单中，对不同房间环境中容易出现伤害的因素分别列了出来，如在卧室中，要确保宝宝在婴儿床内仰面而睡；地上不要摆放过多玩具和物品等；在楼梯和窗户处，应该确保在楼梯口的上下两端都安装符合安全标准的安全门，正确安装窗栅栏，防止儿童跌落等。

儿童跌落预防自查表对于新手爸妈在居家使用时是十分友好的，它针对居家环境中容易出现跌落风险的危险以"核查点"的方式让家长检查家中环境。跌落预防自查表的内容如下，各位新手父母就动起来看一下自己的家中有没有下面的危险吧！〔表1-3，内容引自"全

球儿童安全组织（中国）"]。

表1-3　跌落预防自查表

窗户和阳台
□ 窗户边要没有孩子可攀爬的桌子、凳子和沙发等
□ 窗户上装一定高度的栏杆
□ 窗户要保持关闭或开一定的宽度，是儿童不可爬出的宽度
□ 阳台的栏杆要足够高，孩子不易攀爬
□ 阳台栏杆间的宽度，孩子不易钻出

台　　阶
□ 台阶处白天和夜晚都有足够的亮度
□ 台阶上如放地毯，地毯要铺平且没有毛边
□ 台阶至少有一边是有扶手的
□ 有婴幼儿的家庭，可以在台阶处安装一扇婴幼儿门，门要关闭

家　　具
□ 不要让孩子攀爬凳子、桌子、床等家具
□ 当孩子坐在高处时，要时刻在旁边看护，最好用有安全带的儿童座椅；并且当孩子坐在椅子上时，不要让孩子站起
□ 大型家具要稳定，不会因幼儿攀爬而倒下砸到幼儿

绊倒或跌落
□ 家中的过道上没有杂物
□ 教孩子在玩玩具后，收好玩具
□ 当地上有水时，马上擦干
□ 在浴缸或淋浴间内装上扶手和铺上防滑垫

各位新手爸妈在设计居家环境时，一定要将儿童的安全放在第一位，这样才能为儿童居家安全环境保驾护航。通过本节内容的介绍，相信各位新手爸妈对于儿童跌落的预防应该有了非常详细的认识，能够在照护儿童的过程中识别造成儿童跌落的危险因素，防患于未然。当然，有些意外伤害是不可避免的，尤其是高发生率的跌落。那么当跌落发生后，如何进行急救呢？我们将在下一节中为大家答疑解惑。

第四节　救命！跌落施救

　　当孩子发生跌落后，家长们千万不要慌乱，请务必保持冷静，不要着急去搬动儿童，在经过仔细观察后，根据不同情况进行处理。在经过简单处理后，如果有必要还是需要及时就医，避免因麻痹大意造成某些损伤的延迟发病。有些因家长的错误做法，如孩子跌落后自己站起来，就以为没事而不去医院检查。一旦孩子发生高空坠落，则要立即拨打"120"急救电话，作为家长需要学会正确的急救方法。

一、孩子跌落后，父母要观察什么

　　当孩子跌落后，第一，要查看孩子着地的部位是哪里，孩子是否出现过昏迷，哪怕是一过性的昏迷。第二，观察孩子是否哭闹，哭闹的时间有多久；哭闹停止后，精神、脸色、肢体活动度是否良好，四肢活动是否出现限制，怀疑有骨折、脱臼等问题。第三，观察孩子是否出现精神不振或烦躁不安，是否出现呕吐、嗜睡的现象。第四，如果是头部着地，观察着地处是否有肿块，是否有从耳鼻处流出血或其他颜色的液体，是否有抽搐现象。第五，观察孩子身上是否有大伤口、流血的现象，有没有一直喊哪里疼痛，如腹部；观察孩子小便是否正常，有无血尿等情况。无论孩子处于哪种情况，建议在安抚好孩子后去正规医院进行检查。因为跌落损伤造成的并发症有可能在受伤后几小时甚至是几天后才出现，所以就医检查是很重要的。爸爸妈妈们千万记得哦！

二、父母应该如何正确判断孩子的伤势

普通的外伤分为开放性损伤和闭合性损伤两种。

开放性损伤是指伤口是开放的，皮肤表层是裂开的，往往会出血；闭合性损伤常见部位包括头部、颈、胸腹等部位。孩子头部占身体比例较大，自我防护意识较差，跌落时头部为主要受伤部位，因此最容易引起头部闭合性损伤。跌落后，部分孩子可能会没有任何症状；部分孩子会出现头部肿块，而且瞬间增大；而有些孩子受伤后会立即或延迟性出现呕吐、抽搐现象，甚至出现反应迟钝、表情淡漠、嗜睡等情况。

当孩子发生交通事故，高空坠落，重物撞击颈部、腰背部时，千万不要随意搬动。在颈部脊椎损伤部位有

明显压痛及肿胀，颈椎损伤部位有后凸畸形，四肢出现肌力降低或感知觉运动障碍，出现站立、翻身困难，出现腹胀、腹痛及肠麻痹等情况时，有可能损伤已经累及颈椎或其他脊髓段。当出现上述情况时，非专业人士不可以搬动受伤儿童，以免造成二次伤害。

孩子跌落后爸爸妈妈们不能只关注有没有外部出血、头部有没有受伤，而忽略了其他部位，如内脏破裂、锁骨骨折等。如发现血尿、面色苍白要考虑有内出血的可能，应立即拨打"120"急救电话至专业医疗机构进行救治。

三、孩子跌落后，父母要做哪些急救措施

一旦发生孩子跌落，父母在沉着冷静地观察孩子后，对于头部着地、不哭不闹的孩子，一定要送医院检查，而且要注意在送医途中不要晃动孩子的头部，仔细观察其精神状态、消化道症状、头皮有无血肿、肢体活动度及其他伤口情况。

对于伤口较大、出血较多的情况，不建议在伤口表面撒药粉，而是要进行局部压迫止血。药粉直接撒在伤口上，会对医生判断伤口和清理伤口带来不便，甚至会延长伤口清理的时间。止血前简单查看伤口处有无异

物，如果有，不要随意拔除伤口异物，随意拔除可能破坏神经、血管造成血流量增加，因此应避开异物。在家中寻找干净的毛巾（或未开封的尿不湿、卫生巾）或无菌纱布，将干净或无菌的一面覆盖在伤口处止血。如果流血严重，必须一直按压，直到有医护人员抵达，及时送到医院进行清创处理。小的淤青血肿或小伤口流血，大部分是伤及皮下毛细血管出血；如果有肿块，切忌揉搓和热敷，可立即冷敷有助于消肿止疼；如果肿块上有轻微破皮流血，先用清水冲洗伤口或者用棉签小心清理，然后贴上创可贴，止血后再冷敷。小面积的淤青几天后会自动褪去，多无须特殊处理，安抚好孩子再去医院检查下即可。如果孩子跌落时，头部着地，很容易使后颈部受到损伤，在不明确是否有颈部损伤的状态下，需注意保护颈部，即把头部置于中立位，尽量减少颈部的活动，有条件的可使用颈托，也可在颈部两侧放毛巾卷等固定好颈椎。胸腹部损伤在跌落伤中虽然占的比例不大，但在坠落伤中常见，对于开放性胸腹部损伤，如果是胸部开放性伤口，为避免气胸的发生，应赶紧找到周围的毛巾、被单、保鲜膜等覆盖伤口；如果是腹部的开放性损伤，不宜将腹部脏器还纳，可用干净的温毛巾或保鲜膜、保鲜袋等覆盖脏器，即刻拨打"120"急救电话。对于无明显症状的闭合性损伤，家长比较容易忽视，应注意观察孩子的呼吸，胸廓起伏度，是否局部有触痛，是否有腹痛、呕吐、恶心等症状，如出现以上症状，需即刻送至医院进一步检查。如果孩子跌落后从耳鼻处流出血液或其他液体时，不要用任何东西堵住耳或鼻，及时送孩子去医院检查。

四、应该如何把受伤的孩子送到医院

有的新手爸妈看到孩子受伤后就非常着急，即便是在已经拨打"120"急救电话的情况下或者来不及拨打"120"急救电话就自己开车送孩子到医院就诊。但是，有的情况下我们是不建议家长自己送孩子到医院的，因为可能会在运送途中给孩子造成二次损伤。如果各位家长在非常着急的情况下执意要自己开车送孩子去医院的话，请注意以下几点。

第一，千万不能抱起、背起孩子就走。如果出现颈椎损伤或脊柱损伤，这种搬运方法就可能造成非常严重的后果。正确的方法是家长除了固定好颈椎以外，还可以找一块木板或一扇门之类的东西，放在孩子背后，保护脊柱，将孩子轻轻平抬、平放。也可以这样抬孩子及早送医院，争取将伤害降到最低。

第二，如果怀疑孩子骨折，要注意孩子身体的制动。如果怀疑是全身性的骨折，就要全身制动；如果怀疑局部骨折，就局部制动。若为四肢骨折，要与小木板、树枝、厚实坚硬的书本等绑在一起，既可以减轻疼痛，又可以避免骨折加重。需要注意的是，在送孩子到医院的过程中，千万不要因为孩子哭闹就给他吃东西或者喝水，避免因为摄入过多食物导致急诊手术时出现手术相关并发症。

总之，各位新手爸妈在孩子发生跌落时应当首先保持冷静，综合评估孩子的跌伤情况，包括跌落高度、跌落物表、孩子的着地部位、伤口大小、孩子的神志表现及疼痛情况等；在完成上述情况后，还是建议大家带孩子到医疗机构进行专业查体，避免某些跌伤的延迟发病。如果是高处坠落的孩子，非专业人员不得随意搬动受伤儿童，请立即拨打"120"急救电话寻求帮助。

高处坠落的院前急救

如何对高处坠落的伤员进行现场救治呢？

（1）要评估现场状况，何时、何处坠落，

现场环境如何。

（2）要评估伤员的意识、呼吸等，如果伤员意识清醒，应该嘱咐其不要活动，并询问其受伤情况。

（3）最重要的是，在一切都未知的情况下，不要移动伤员也不要让伤员活动。同时一定要尽早拨打"120"急救电话，让急救医生到现场进行包扎固定和搬运。

在孩子成长成才的漫长岁月里，难免有磕磕碰碰，没有一个孩子从小到大一直生活在温室里。在孩子们茁壮长大的过程中，爸爸妈妈们付出了无限爱心和艰辛努力，愿上面的这些小常识、小科普能够帮助家长朋友们少走弯路，为祖国的花朵保驾护航，将跌落的风险降到最低。

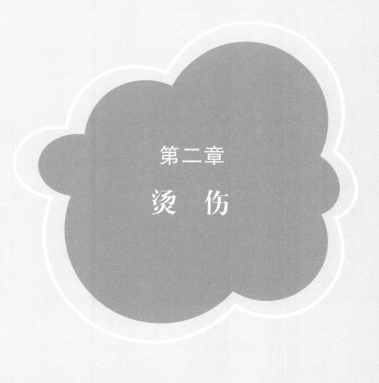

第二章

烫　伤

烫伤是常见的意外伤害之一，伤者以婴幼儿、低龄儿童为主。由于宝宝活泼好动，好奇心强，缺乏安全意识，再加上协调能力差，自我保护能力差，淘气的小手，贪玩的小脚，甚至稚嫩的小脸，都有可能受到烫伤的威胁。孩子烫伤后可能留下瘢痕，影响容貌，严重的可致畸致残，影响孩子的心理健康，甚至威胁孩子的生命。杯里的热水、碗里的热汤、桌子上的热水瓶……在爸爸妈妈不注意时，都可能造成烫伤。既然烫伤的结果这么可怕，烫伤的危险无处不在，那么爸爸妈妈如何识别烫伤的危险因素呢？如何让孩子避免烫伤呢？如果不幸发生了烫伤，爸爸妈妈该如何处理呢？本章跟爸爸妈妈一起来详细了解烫伤，解答疑问。

第一节　可怕的烫伤

"护士小姐，我老公给孩子洗澡的时候，没有测试好水温，直接把孩子的小脚丫放到热水盆里了，双脚被热水烫得通红，起了好多个水泡，看上去好可怕，我们都被吓坏了！您看看孩子伤得严重吗？多长时间能好？会留疤吗？"

这是一位来急诊的妈妈焦虑的发问。相信很多新手妈妈也会遇到相同的情况。小宝宝对环境充满好奇，经常动动这儿，碰碰那儿，不注意就会被烫伤。那么什么是烫伤，烫伤有多可怕呢？我们一起来看一下。

一、什么是烫伤

烫伤是由无火焰的高温液体（沸水、热油、钢水）、高温固体（烧热的金属等）或高温蒸气等所致的组织损伤。孩子好奇心强，对危险因素的认知能力不足，在日常环境中存在危险因素时容易发生烫伤意外，轻者可造成局部和全身严重伤害，重者致残、致死。

二、烫伤的发生率有多高

根据烧烫伤关爱公益基金提供的数据，在我国，每年有2 600万人发生不同程度的烧烫伤，其中30%以上是儿童。0～5岁儿童烧烫伤占总烧烫伤儿童的70%。在烧烫伤儿童中，49%残疾，8%终身残疾。

三、烫伤的程度是怎样分级的

要了解烫伤的程度，我们首先要了解下人体的皮肤结构图（图2-1）。皮肤可以分为表皮、真皮和皮下组织，皮下组织又包括脂肪、肌肉、骨骼等。我们常说的三度四分法，就是根据烫伤伤及的皮层来划分的（图2-2）。Ⅰ度烫伤：烫伤只伤及皮肤的表皮层，表现为单纯的炎症反应；Ⅱ度烫伤：已伤及表皮层之下的真皮层，但尚不会破坏所有皮肤组织，真皮层的厚度大概是表皮层的10倍左右，临床上又将Ⅱ度烫伤细分为浅Ⅱ度烫伤和深Ⅱ度烫伤。Ⅲ度烫伤：伤及包括表皮、真皮、皮下组织和毛囊在内的所有皮肤组织。

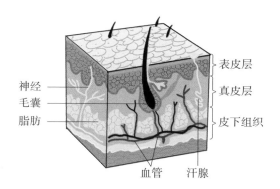

表皮层

真皮层

皮下组织

神经

毛囊

脂肪

血管　汗腺

图2-1　皮肤结构示意图

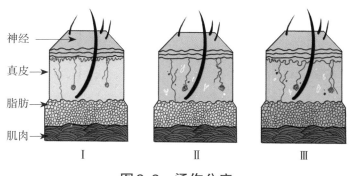

神经

真皮

脂肪

肌肉

Ⅰ　　　　　　Ⅱ　　　　　　Ⅲ

图2-2　烫伤分度

四、烫伤有哪些症状

　　如果觉得上面说的烫伤深度的辨别比较抽象，我们再看看烫伤有哪些症状？

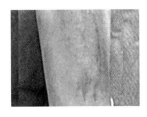

图2-3　Ⅰ度烫伤

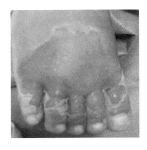

图2-4　浅Ⅱ度烫伤

Ⅰ度烫伤：伤及皮肤的表皮层，是烫伤程度最轻的。烫伤后只出现局部红肿，轻度炎症反应，无皮肤破损，无水疱，皮温稍高，疼痛感较强。一般3～5天伤口就可以恢复了。短期内局部皮肤颜色较深，不留瘢痕（图2-3，彩图见附录）。

浅Ⅱ度烫伤：伤及真皮表层。烫伤后皮肤会出现比较大的水疱，水疱内的液体比较清亮，去除水疱皮后伤口的渗出液比较多，伤口比较湿润，而且颜色是比较鲜红的，创面皮肤温度较高，疼痛感较强，和Ⅰ度烫伤差不多。如果没有明显感染的症状，一般2周左右可以恢复。常规地说，浅Ⅱ度烫伤经过有效的处理，短期内可有局部皮肤颜色改变，伤口不会留疤（图2-4，彩图见附录）。

深Ⅱ度烫伤：伤及真皮层，就是比较靠近皮下组织的脂肪处。水疱又小又密集，水疱内的液体相对来说比较浑浊，水疱下面的创面是发白的，或者是红白相间的，没有光泽；疼痛感较迟钝，不那么明显；感觉麻木、皮肤温度略低。如果没有感染等并发症的话，一般 3 ～ 4 周伤口可以愈合（图 2-5，彩图见附录）。

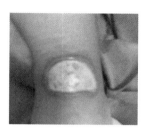

图 2-5　深Ⅱ度烫伤

Ⅲ度烫伤：伤及皮下组织，表现为伤口变白或有焦痂，无水疱；皮肤感觉功能受损，感觉不到疼痛；Ⅲ度烫伤的恢复时间不仅长，而且会留下明显的瘢痕，如果伤口在关节处，还可能会造成畸形（图 2-6，彩图见附录）。

有的孩子还会有一些伴随症状：如有呼吸道损伤，可出现呼吸困难；烫伤面积较大时，可出现体温下降、意识障碍等休克症状。

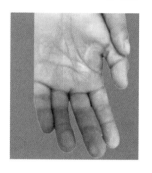

图 2-6　Ⅲ度烫伤

相信家长根据烫伤的症状及表现能很好地辨别烫伤的分度了。除了辨别烫伤的深度，烫伤的程度也需要会区分。

五、烫伤的程度是怎样划分的

根据孩子烫伤的严重程度分型，烫伤可分为轻度、中度、重度、特重四个级别。

轻度烫伤：烫伤面积在9%以下的Ⅱ度烫伤。

中度烫伤：烫伤面积为10%～29%，或Ⅲ度烫伤面积不足10%。

重度烫伤：烫伤面积为30%～49%；或Ⅲ度烫伤面积为10%～19%；或烫伤面积不足30%，但有下列情况之一者：较重的复合伤，已有休克或全身情况较重，中、重度吸入性损伤。

特重烫伤：烫伤面积达到50%以上或Ⅲ度烫伤面积在20%以上。

六、烫伤的后果有多可怕

一旦发生烫伤，孩子疼痛在所难免，皮肤的完整性破坏了，Ⅰ度烫伤和浅Ⅱ度烫伤还好，孩子受点皮肉痛，不会留下瘢痕；但是深Ⅱ度烫伤和Ⅲ度烫伤对孩子的伤害远远不止这些，虽然伤口会愈合，但瘢痕增生会一直困扰着孩子，瘢痕不仅影响外观，还会痛，会痒，会影响孩子正常的休息，严重的还会造成关节畸形，无论怎样，都会给孩子造成巨大的创伤。总之，烫伤可对孩子的生理、心理、社会适应等多方面造成长期影响。烫伤可导致孩子暂时性失能、残疾，甚至死亡。除生理上的影响外，烫伤后留下的瘢痕、毁容、残疾可能造成儿童心理和精神上伤害，影响其就学等。

对于部分严重烫伤孩子来说，就像是得了"不死的癌症"，影响伴其一生。痊愈后伤口处会形成瘢痕，甚至是持续性的瘢痕增生，更严重的还会造成机体畸形与身体功能障碍。不仅后续治疗花销巨大，还会给患儿及其家庭带来巨大的精神压力与心理创伤。

中国科学院心理研究所刘正奎教授在《烧烫伤心理状况调研报告》中调查了烧烫伤对患者及其家属的心理影响。研究发现，烫伤发生后，患者及家属会出现持续强烈的应激反应。烫伤患者出现中重度或者严重抑郁状况的比例为25.8%，重度焦虑症状接近40%，处于高应激状况的人群比例非常高。患者家属中出现重度或严重抑郁症状占29.8%，严重焦虑症状的占38.7%，出现严重应激症状的占28.2%。一般情况下，孩子在烫伤后心态的改变主要包括对自我形象的否定，甚至出现自我形象认知紊乱；社会适应能力下降，一些永久性形体损毁和肢体功能受限及漫长的治疗和康复期，使他们没有信心面对未来等。家长面对孩子时心情也很复杂，一方面因为自己的失误会自责愧疚；另一方面，家长往往比孩子更加难以接受孩子的瘢痕，无法接纳自家孩子身上的"不完美"。其实，当烫伤发生后，家长首先应该摆平心态，接受现实。太过在意外在的评价，过分在意孩子身上的瘢痕，会给孩子造成心理压力。要学会接纳孩子身上的"不完美"。家长是孩子的主心骨，只有把自己的心态调整好，才能帮助孩子摆脱心中的梦魇怪兽。家长应加强与孩子的沟通，鼓励孩子以积极乐观的心态去面对生活；可以带孩子去认识更多的烫伤患儿，帮助孩子建立自信，为其之后回归社会、融入社会生活做准备，通过与别人抱团取暖，相互给予力量。爸妈要作为孩子坚持生活最大的动力，多给孩子鼓励，让孩子觉得自己没什么不一样，让烫伤的每个孩子都认为自己也是天使，不要怀疑自己，不要因为一点不完美和自己过不去，自己就是完美的。爱与接纳永远是治愈疾病与苦难的良药。

"我们平时在家里看孩子特别当心，尽量让孩子远离危险物体。有一次家里老人在做饭的时候，孩子趁我们不注意，把放在厨房的热水杯打翻了，然后小腿被烫的通红，幸好水不是太烫，孩子他爸及时给孩子用凉水冲，要不然……这种防不胜防的危险，我们作为家长要怎么才能在第一时间发现呢？"

我们经常看到因各种各样意外烫伤到急诊进行救治的孩子，有的是孩子抓刚出锅的米饭造成烫伤的，有的是孩子玩饮水机造成烫伤的，有的是孩子玩妈妈的卷发棒造成烫伤的，有的是孩子逢年过节玩烟花爆竹造成烫伤的，还有的是孩子在家洗澡时造成烫伤的……这些宝宝的伤口看上去都很触目惊心，谁都不希望这些悲剧发生，但确实发生在我们身边。儿童烫伤大部分都是家长责任心不强，警惕性不高，看护不当造成的。如何发现这些造成烫伤的潜在危险因素，杜绝烫伤呢？

一、家庭生活中常见的烫伤有哪几类

"主要是厨房内热水、煤气灶上的火焰之类的，平时我们都很注意的，不让孩子进厨房。"一位妈妈如此讲。可是，烫伤的危险物品只在厨房吗？这肯定是不全面的。

烫伤是日常生活中较为常见的创伤，引起烫伤的因素比较多，儿童烫伤常见有四类：热液烫伤、火焰烫伤、化学烫伤、电击烫伤。

热液烫伤发生率最高。给孩子冲奶粉，不慎将热水洒在孩子身上；给孩子洗澡，孩子直接掉进热水桶；水杯随意放置，导致孩子在玩耍时将热水打翻……这些多见于3岁以下、具有行走等初步活动能力的幼儿。

火焰烫伤多与家中明火有关。在家中吃火锅时将液态酒精倒入木炭盆导致孩子烫伤；家用煤气罐使用不规范爆炸导致烫伤；带孩子在易燃易爆物品旁燃放烟花导致烫伤……这些多见于2岁以上幼儿。

化学烫伤多与家中含强酸成分的物品有关。一些粗心的家长会将厕所清洁剂装入饮料瓶内并随意放置，小孩误将其当作饮料喝下，后果严重；一些玩具、文具及纽扣电池等，一旦发生泄漏或被孩子误食，其中的强酸

成分会造成皮肤或消化道的腐蚀、灼伤……

插座与电动车是导致儿童电击烫伤的元凶。小孩将手指伸进插孔，被烧烫伤后导致手指功能受损；孩子用嘴咬正在充电的充电线导致嘴部被烧烫伤；小孩拿着钥匙等金属物品触碰漏电的电动车电瓶……

二、常见的烫伤危险因素有哪些

爸爸妈妈一定要居安思危，善于找到隐藏在生活中的危险因素，避免宝宝被烫伤。

对于家庭中容易导致孩子烫伤的常见危险因素，全球儿童组织给公众提供了烧烫伤预防自查表，您可以根据这张自查表来检查一下您家中是否也有这些危险〔表2-1，内容引自全球儿童安全组织（中国）〕。

表2-1　烧烫伤预防自查

危险行为核查清单
□ 把家中暖瓶、饮水器和电饭煲等热熔器放在高处，使孩子不易碰到
□ 尽量不用桌布，以防孩子拉扯桌布引起盛放热液的容器翻倒
□ 把点火用具，如打火机、火柴放在孩子不易取到之处，并教导孩子不要随意用火

续　表

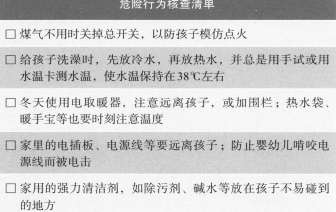

危险行为核查清单
□ 煤气不用时关掉总开关，以防孩子模仿点火
□ 给孩子洗澡时，先放冷水，再放热水，并总是用手试或用水温卡测水温，使水温保持在38℃左右
□ 冬天使用电取暖器，注意远离孩子，或加围栏；热水袋、暖手宝等也要时刻注意温度
□ 家里的电插板、电源线等要远离孩子；防止婴幼儿啃咬电源线而被电击
□ 家用的强力清洁剂，如除污剂、碱水等放在孩子不易碰到的地方

　　危险是否存在，主要还是在于看护者是否有足够的安全意识，是否能够在第一时间对可能造成孩子危险的因素进行预判，毕竟孩子对于危险是没有判断力和自救能力的。希望孩子的每位看护者，能够提高安全意识，让危险因素远离孩子，才能从源头上避免烫伤的发生。

第三节　预防！远离烫伤有窍门

有的北方地区冬天还在使用生火炉的方式取暖，而在火炉子上常常会放置开水壶。这个时候如果宝宝乱跑，把火炉上的开水打翻了，就有可能造成大面积烫伤。看见孩子受伤的样子，新手爸妈们肯定是不能接受的。

如何避免烫伤的发生，也是我们一直希望为爸爸妈妈答疑解惑的点。在前面的两节内容中对于什么是烫伤、孩子发生烫伤的危险因素进行了介绍，在这一节中我们将着重讲解如何避免烫伤的发生。

一、如何预防孩子烫伤

孩子烧烫伤的惨剧几乎每天都会在不同家庭上演。但其实只要家长在生活细节中多想一步，就可避免许多无妄之灾，那应该怎样防止宝宝烫伤呢？

（1）给孩子洗澡时，先放冷水再放热水，保持水温不要超过40℃，兑热水期间让孩子远离水源，并且家长一定要先试水温。家里有温度计的最好测量一下水温，在没有温度计的情况下，可以用掌根测试水温。

（2）使用暖气或火炉时周围要设围栏，保持一个安全的缓冲距离。

（3）孩子可能烫伤的危险物品，如热水瓶、饮水机等应加一个防护措施，或放在孩子够不着的地方。

（4）尽量使用带盖的密封杯子喝热水，热水杯放置在孩子不易接触的地方，防止孩子打翻。

（5）桌子上不使用桌布，以免孩子拉扯桌布，导致桌上的物品跌落烫伤孩子。

（6）盛热水的器具不要放在桌子的边缘，孩子易伸手去拿，有发生烫伤的危险。

（7）有热源的家用电器，如热水器、电磁炉、火锅等，不要让孩子靠近，减少孩子接触热液的机会。

（8）就餐时，不要让孩子打闹，以免拉扯造成烫伤。

（9）刚使用完的电熨斗，还有余热，要放置在安全的地方，防止孩子触摸到引起烫伤。

（10）厨房之外尽量避免明火，比如夏天，蚊香应放置在孩子接触不到的地方。

（11）家用洁厕剂、消毒水等有腐蚀性的化学物品，一定要远离孩子，妥善放置。

（12）给插座安装安全锁，家里的电源、插排、充电线等远离孩子，要做到人走电断。

（13）对孩子进行日常安全的教导，时常提醒孩子，提高孩子自我保护的意识。

二、什么是低温烫伤

在我们的日常生活中，特别是冬天，还有一个隐形的危险因素，就是暖宝宝、热水袋，这些防寒物品的温度比人体高，用起来很舒服，但是危险也在悄悄靠近。人体皮肤接触45℃的热物持续1小时左右，皮肤就会被烫伤。温度如果接近60℃，5分钟皮肤就会被烫伤，温度如果接近70℃，仅仅1分钟皮肤就会被烫伤。皮肤长时间接触高于体温的低热物体而造成的皮肤损伤，我们称之为低温烫伤。低温烫伤时，皮肤的表面看上去往往不是特别严重，而且疼痛感也没有那么强，面积通常也不大，可能早期只是一个小小的水疱，容易被忽视。但是，低温烫伤的创面往往都比较深，损伤常常达真皮的深层，甚至造成全层皮肤的坏死，即我们前面说的Ⅱ度和Ⅲ度的烫伤。在冬季要特别注意预防低温烫伤，暖宝宝、热水袋等防寒物品，不要直接接触宝宝皮肤。使用热水袋时，一定要拧紧瓶塞，不要在同一个体位使用太久，建议在孩子睡着时把热水袋取出来。

低温烫伤，最关键的还是从预防着手，爸爸妈妈一瞬间的疏忽，孩子就会接触高温物品，从而导致烫伤的发生。因此，爸爸妈妈要具备预防烫伤的安全意识和识别烫伤危险源的能力，更要掌握烫伤现场急救的方法，才能担负起保护孩子的责任。

第四节　紧急！烫伤处置

　　小强去爷爷奶奶家玩时，不小心将地上的暖水壶打翻了，滚烫的热水四处飞溅出来，烫伤了小强的胳膊。因为爷爷奶奶不懂烫伤处理，小强的胳膊上留下了难看的瘢痕。每次看到小强，家人都会很心疼他。作为称职的父母，如果孩子不小心发生了烫伤，该如何处理？

　　这是我们遇到的很多爸爸妈妈向我们提出的问题。爸爸妈妈发现孩子烫伤后就慌得不行，有胡乱用药的，有直接拿起冰块就往伤口上敷的，也有什么都不做，急急忙忙把孩子送医院的。孩子烫伤未及时处理，会发生感染，出现瘢痕，有疼、痒等不适的感觉；若烫伤在关节的部位还会形成关节挛缩，影响孩子以后的活动。烫伤急救及时、方法正确可将烫伤的危害降到最低。但是很可惜，不是每位家长都能掌握有效的急救方法。如果孩子发生了烫伤，您会怎么做？抹酱油，用布包扎，还是用冰块冷敷？是不是慌乱无策呢？我们先看看处理烫伤时爸爸妈妈有哪些误区。

一、家长的认知误区有哪些

在医院，常常看到烫伤救治的孩子，多因家长的一些认知误区，导致孩子多受了一些痛苦和伤害。

烫伤处理的几个误区

（1）孩子烫伤后，爸爸妈妈不重视，自己到药店买点烫伤膏随便给孩子涂涂，给孩子洗澡，让孩子碰水，结果等伤口发炎了，才着急带孩子到医院。

（2）孩子烫伤后，往孩子伤口上涂一些乱七八糟的东西，有涂牙膏的，有涂食用盐的，有涂各类网红精油的，还有直接将头孢等抗生素粉涂在创伤面的……这样不仅对伤口观察造成困扰，还增加了感染的风险。

（3）孩子烫伤后，什么都不处理就去医院，以至于错过了最佳的施救机会。

（4）孩子烫伤后，有的爸爸妈妈非常紧张，急急忙忙地就把孩子衣服脱了，检查孩子的情况，在慌乱中会导致水疱破掉，增加感染的风险。

二、烫伤后如何正确处置

孩子的皮肤组织结构尚未发育完全，在同样的致热源下，孩子的烧烫伤往往比成人更为严重，现场急救是减轻损伤的重要环节。

一旦孩子被烫伤，千万不要慌。对于孩子烫伤后的处置，要始终牢记烫伤处理的五字口诀"冲、脱、泡、盖、送"。滞留在孩子身上和衣服上的热量，不会立即消失，而会继续向皮肤的深层传递，从而导致皮肤烫伤深度的加深。我们该怎么做呢？

降温，我们选择"冲""脱"还是"泡"？要根据实际情况来定。对烫伤部位进行冲洗，不仅可以达到降温的目的，还可以起到收缩血管、止痛的作用。那应该如何冲洗呢？需要冲洗多少时间呢？如果现场有自来水或冷水，立即用水冲洗或浸泡烫伤的部位，一定记住要坚持20分钟以上。冲洗的时候也要注意方法，不要将水龙头直接对准伤口，以免水管的压力过大，对伤口造成二次伤害。应冲洗伤口的一侧或上方，让水自然流到烫伤处。如果现场没有冷水，那就不要犹豫，赶快脱掉开水浸湿的衣服。如果孩子的衣服穿得很紧，或穿脱不方便怎么办？不要强行撕掉衣服，用剪刀慢慢地剪开，万一粘到衣服上的皮肤被一起撕下来，有可能会加重伤口的损伤。衣服脱掉之后，我们再用冷水浸泡30分钟左右，继续降温。注意水的清洁卫生，避免引起不必要的感染。一般Ⅰ度烫伤经过急救处理后，可以在家继续观察，无须送往医院救治。Ⅱ度和Ⅲ度的烫伤，做完降温处理后，要保护好伤口部位。那么用什么保护呢？家里如果有灭菌纱布的，首选灭菌纱布，没有灭菌纱布可以用干净的毛巾。有些家长担心毛巾不够干净，可以垫一个一次性的保鲜膜或保鲜袋，然后尽快把宝宝送到有烫伤治疗专科的医院，让医生处理。在"送"医途中不要按压受伤部位。对于烫伤面积较大的情况，冷敷的同时也要覆盖保温的衣物或被褥，以免发生失温。烫伤的孩子容易发生脱水，尽量多让孩子饮水。另外，儿童烫伤同成人存在一定差异，建议家长将患儿送至儿童专科医院治疗。

　　总之，要在急救中避免造成二次伤害，轻度烧烫伤可先在家急救，但大部分家长只记住"冲、脱、泡、盖、送"的五字口诀，在实际操作中却错误频出，极易给患儿带来二次伤害，也给之后的治疗带来巨大的困难。如果发生烫伤，学会正确的急救处理十分必要。经过本节的讲解，相信大家都学会了关于烫伤处置的知识了，相对于烫伤的处理，预防烫伤才是重中之重，我们将在下一节内容中为大家展开讲解如何预防烫伤的发生。

第三章

误　服

急性中毒是儿童意外伤害的重要原因，是我国 1～4 岁儿童的死亡原因之一，误服是儿童急性中毒的常见中毒途径。随着科技日新月异的发展，许多化学制剂、药品的应用日趋广泛，也趋于中毒种类多元化。在家里，这类中毒风险随处可见，孩子的好奇心驱使他探索这个五彩的世界。然而，宝宝的这个年龄阶段尚无安全意识，从而导致误服中毒的发生。调查发现，宝宝最容易误服的是药物，因为每个家庭中多多少少都会备有口服药。除了药物，一些化学制剂如消毒液、清洁剂、干燥剂等都可能被误服。本章中，我们将解答日常生活中有哪些危险，宝宝误服了该怎么处理，一些常见的误服及如何预防误服这些问题。

好奇让他吃下可怕的东西

"晓静，不好了不好了，多多趁我在厨房做饭，把我放在床头柜上的降压药给吃了。还不知道孩子吃了多少，这可咋整啊！要是孩子有个三长两短，我这老太太罪孽深重啊……"多多奶奶焦急万分地给多多妈妈打电话。电话那头的多多妈妈急坏了，马上说："妈，您别急。多多现在怎么样了？他有没有什么异样呀？"多多奶奶看了一眼多多："这孩子看着还行，嘴巴里还在嚼着什么。""您立即让多多把药物吐出来，在没有吸收前，赶紧催吐。我打电话给'120'，您带上降压药的瓶子，立即去急诊。我直接从单位去医院！""好的！我马上让多多先吐出来。"

孩子吞了降压药，这样的场景并不少见。多多很快被送到了医院，急诊医生立即监测了多多的生命体征，暂时没有生命危险。医生估算了一下多多吃了10颗左右，血压偏低，但还没有出现休克的现象。护士立即对多多进行了洗胃，并进行了静脉补液。医生高度肯定了多多妈妈在院前的处理办法，让多多的奶奶使用了催吐的方法。要是没有那么做，药物可能已经被消化吸收了，这样就危险了。多多被告知需要在医院留院观察一天，抽了血化验，监测心率、血压等生命体征正常，第二天顺利出院了。

确实如以上案例，我们的孩子对这个世界充满了好奇，却不知危险是什么，往往就会吃下可怕的东西。

一、孩子的好奇心与模仿力

1～3岁的孩子充满着好奇心，误服中毒较为常见。儿童探索环境是正常的，更是他们自然成长发展的一部分。此年龄段的孩子，通过玩耍来学习新的事物，比如试着打开容器，模仿他们哥哥姐姐或成年人做的事情，更是喜欢把所有的东西放进自己的嘴里。孩子探索世界的一个方法，就是用嘴巴来感知。多多观察到奶奶总是从药瓶子里取出药丸放进嘴里，所以他也就照样做了。这也体现了这个年龄阶段孩子有超强的模仿能力！

二、日常生活中的那些危险

生活中，我们习以为常的物品放置可能会对宝宝造成威胁。常见的小物件都是他们的"玩物"：硬币、纽扣、电池、磁铁、耳钉……这些小东西都可能被孩子塞进口中。

　　家里常备的一些物品或者液体，如果宝宝误服了，也会造成伤害。厨房里常见的清洁类物品如洗洁精、管道疏通剂等，这些很容易被宝宝拿到。宝宝非常喜欢去卫生间逛逛，化妆品如卸妆水、洗甲水、乳液等化学物品，也是他们感兴趣的对象。阳台上洗衣机旁，如果放着洗衣液、洗衣粉，小朋友也会打开来玩，甚至放进嘴巴里尝尝味道。家里要是养着许多植物，不少家庭会存放杀虫剂、农药、化肥，宝宝接触到后也有可能会吃进嘴里。特别是家里的口服药，一个个小药罐中的药片，都会成为他们的玩具，拿在手里玩或者直接塞入口中。家中随处放置的硬币，宝宝也是非常感兴趣的，还有一些微小的玩具如磁珠，误吞后那真叫危险呀！家中常见的容易误服的物品见表3-1。

表3-1　家中常见的误服物品

清洁剂类	洗衣液、洗衣粉、洗洁精、管道疏通剂等
化妆品类	洗发水、卸妆油、洗甲水、香水、精油等
药品类	维生素、感冒药、抗高血压药、降血糖药、催眠药、镇咳药等
小物件类	磁珠、乐高小配件、电池、纽扣等

三、怎样识别孩子已吞下了可怕的东西

有些东西孩子一旦误服，是很容易被发现的。比如，看到已经打开的口服药瓶盖、洒落一地的药片，就能知道家里的熊孩子不小心吞药了；你可能会看到倒在地上的洗衣液，同时发现孩子嘴巴里吐着泡泡……

如宝宝吞了纽扣或者硬币等小东西，误吞的异物嵌顿在颈段食管可能表现为哭闹不安、唾液增多、吞咽困难、哽噎、拒食或进食即吐等。如异物压迫咽喉或气管时，可出现反射性喉痉挛、咳嗽、哮鸣、呼吸困难，甚至窒息，有时由于疼痛，宝宝会保持一种颈部前伸的体位，不敢活动。

然而，有些物体误食后你很难第一时间发现，表现得非常隐匿，需要你在照顾宝贝时做一个有心人。比如一些较小的玩具和零件，在好奇心的驱使下，幼儿很容易误吞，并且更多时候孩子不会自己主动告诉家长，故一般早期没有任何症状。过了几个小时或是几天后才会出现干呕、唾液增多及吐泡泡等症状，家长不注意将会导致严重后果。对磁珠来说，拍一张腹部X线片即可确诊，故家长一旦发现异常应立即就诊，尽早明确诊断，以免导致严重后果。也有的孩子吃下了尖锐的东西如别针、回形针等，可能会

出现口腔痛、拒食，如果尖物刮到消化道黏膜，会出现消化道出血的现象，表现为大便颜色变黑或者便中带血。

四、宝宝误服后的症状和表现有哪些

宝宝误服后，有些通过闻呼吸中的气味就能察觉，比如误服了酒精类的液体。有的时候宝宝表现为从口腔到胃部的灼痛、恶心、呕吐或腹痛。有的会出现呼吸方面的问题，如呼吸急促、呼吸困难或者呼吸抑制。有的会出现听力或视力改变、嗜睡或失去意识、抽搐、癫痫发作等紧急症状。这些症状可能立即出现，也有可能延迟出现，有时会持续数天。

发生误服的相关数据

据很多资料显示，1～3岁儿童是误服药物的高发期，大约占到总误服人数的50%，4～5岁儿童占35%，6～7岁儿童占15%，男孩多于女孩，主要照顾者为父母的占25%，爷爷奶奶约占40%，保姆约占35%。说明照顾者的受教育程度和儿童的误服有着密切的相关性。

第二节　　施救！冷静处理更重要

　　"医生，医生，快看看我的孩子！他把纽扣电池吞进肚里了！"壮壮妈妈抱着孩子跑进了急诊室。预检护士首先让妈妈保持冷静，并查看了壮壮的生命体征。经检查，壮壮的呼吸是平稳的，也没有明显的腹痛现象。"您家宝贝吞进纽扣电池多久了？""才不久，他在家里玩遥控小汽车，遥控器里面有个纽扣电池，他平时就喜欢拆拆小玩具。他动作好快呀，我一不留神他就把遥控器里的纽扣电池给拿了出来，吃进嘴巴里了。我试图从他嘴巴里找到电池，也试着拿勺子催吐，可就是没有出来。我家到医院半小时左右，我觉着从吞下去到现在还不到一个小时。""壮壮现在没有呼吸困难，说明小东西并没有卡在食管或者气道，我这就安排你看医生。"医生给壮壮拍了X线片，发现这小东西正在壮壮的胃里，决定为壮壮行胃镜下消化道异物取出术。妈妈着急地问："医生，这个手术一定要做吗？等大便排出来不行吗？"这时，壮壮开始腹痛，疼得哇哇大哭。医生说："孩子吞进去的是电池，胃酸可腐蚀电池造成重金属泄漏，纽扣电池由于具有电解、放电、腐蚀及局部压迫作用，对机体可造成物理性、化学性损伤，若不能得到及时正确的诊治，可能会引起严重后果，如位于食管可导致食管穿孔、食管狭窄、气管食管瘘、纵隔感染、声带麻痹等并发症，甚至可导致死亡；如位于胃肠道内可导致胃肠黏膜损伤，在胃中的酸性环境下，4小时内可造成黏膜层损害，8～12小时即可能穿孔。急诊胃镜下消化道取出术是比较安全的，纽扣电池在胃肠道时间越长，造成的损害就越大。当然，也有随肠道粪便排出体外的情况，这相对冒险。""哦，原来是这样啊，医生，我们赶紧做胃镜吧。"一个小时后，壮壮的纽扣电池被顺利取出了。

孩子误服后，家长首先要保持冷静，分清孩子误服物质的类别，再进一步考虑对策。同时，父母一定要知道，不是每个误服的物质都能用催吐这种办法的。

一、误服哪些东西可用催吐法

化妆水、染发剂、樟脑球、药片、肥皂、酒精类、香烟、咖啡等可以催吐。催吐后，让宝宝多喝水以稀释毒性，然后带他去医院。催吐方法：家长可以用勺柄、筷子、手指等直接刺激宝宝的咽喉部，诱导孩子出现呕吐。催吐时间越早越好，呕吐越彻底越好。药物在体内的吸收速率多为指数变化，早一秒催吐，就有可能截断药物的吸收高峰。如果吞入毒性较大的物品，应尽快送到最近的医院洗胃。最好将宝宝误食的毒物包装和说明书，以及呕吐物（装入塑料袋）一并带上，以便医生做针对性的治疗。

二、误服哪些东西不可催吐

强酸、强碱制品：如洗涤剂、管道洗净剂、漂白剂、去油剂等。石油制品：如家庭用灯油、汽油、挥发油、稀薄剂、指甲油、去光水等。食品干燥剂、农药类：如杀虫剂、除草剂、生石灰等。危险的固体：如圆钉、别针、玻璃等。如遇到孩子误服强酸、强碱等有腐蚀性的液体时，切忌给孩子催吐，因为这些液体从入口到达胃部，已经对整个消化道造成了损伤，如果这时候马上催吐，这些腐蚀性液体从胃部返回口腔时再次经过消化道，会对器官造成二次损伤。误服强酸、强碱不能洗胃，避免清水稀释，因为烧伤是瞬间的，热反应加剧胃肠道黏膜损伤，甚至会引起穿孔。如果孩子误服的是汽油、煤油等石油产品，或孩子已经昏迷，也不能催吐，以防发生窒息。

三、孩子误服后，如何在家里先处理

发现孩子误服或过量服用药物后家长先不要过分紧张，应先弄清楚错服药物的名称、用量等，并留取药物的样品和呕吐物，针对不同的情况采取相应的应急措施，减少药物的吸收，具体地说家长可以这样做：

（1）若是错服维生素、健胃消食药、滋补药等药物，除非大量服用，一般其不良反应都不会太严重。多饮温开水，让药物稀释排泄，并随时观察，有不适及时就医。

（2）若误喝了碘伏，应立即喝面糊或稠米汤。淀粉与碘作用后，可生成一种稳定的蓝墨水样化合物，此化合物不易被人体吸收。喝完后再催吐。

（3）若是误服解热镇痛药、镇咳化痰药、抗菌药、镇静催眠药等药物，在用量过大时都会产生不同程度的毒副反应，如面色苍白、头晕昏睡或心慌、腹痛等。此时应迅速果断地采取催吐法，使中毒药物迅速排出，随后将孩子送入医院进行洗胃处理。同时需要注意，催吐时，避免呕吐物误吸入肺，如果已经出现昏迷，则不能催吐！若发生抽搐，让孩子面部侧向一边，使其呼吸通畅，避免呕吐物误吸进入气道，应该速送医院急救

处理。

（4）如果孩子误食强酸或者强碱液体，不宜强行催吐，否则容易造成二次损伤。若为强酸，可服用生蛋清、牛奶等，若为强碱，立即服用食醋、橘汁、柠檬水等，然后将孩子及时送到医院。

四、家里处理完了，也要去医院

无论哪种误服中毒，哪怕孩子已经吐出来的，也最好到医院检查一遍。如果孩子情况危险，出现腹痛、昏迷，甚至抽搐，及时拨打"120"，尽量将孩子误食的东西和包装瓶带上，以帮助医生更加清楚地判断孩子的病情。告诉医生误食毒物的种类、数量和时间。有时候，家长并不知道孩子到底吞了多少，到了医院，医生会有办法估计吞服的数量。有一个案例，曾经有一位妈妈拿着一个药瓶，药物是镇静催眠药。她拿在手里的药物还剩下20粒左右，这个药瓶总量原本是50粒/瓶的规格。那么孩子是否把30粒药物都吞进去了呢？医生做了估算。这瓶药是10天前开启的，每天晚上孩子的姥姥会吃上一粒药丸有助睡眠，地上散落10粒左右的药片，那么推测下来，孩子吃了10粒左右，并没吃30粒药片。医生初步计算出宝宝口服了多少药物，误服的这些剂量是正常口服剂量的多少倍。在进行洗胃处理后，医生给孩子抽血测定了血药浓度，监测宝宝的呼吸和血压变化。

五、洗胃会有伤害吗

催吐后，到了医院医生会根据孩子误服的物质决定是否要洗胃，如孩子需要洗胃，急诊护士会给孩子插管洗胃。胃管会经鼻或口插入，灌入清水、盐水等进行洗胃处理。洗胃可以尽快排出有毒有害物质，改善肠黏膜应激反应，减少对孩子身体的伤害。一般地说，洗胃没有副作用和后遗症，是常见的误服后处理方式。3岁以下的孩子洗胃，采用注射器注入的洗胃方法。护士用注射器将温盐水注入胃中，然后抽取胃中的液体丢弃，直到抽出来的液体澄清无杂质或者无明显气味。这种洗胃方式不那么刺激，相对温和。护士通常采用的洗胃液体为温盐水，可减少对胃黏膜的刺激，家长大可放心。

六、误服后的急救处理

如果孩子不小心误服了，请千万先保持镇静，明确孩子误服了什么物质，选择就近的医院就诊。如果不知道如何处理，千万不要乱处理，以免造成二次损伤。如果孩子有呕吐、抽搐等表现，务必将头偏向一侧，避免呕吐物反流到呼吸道内引起窒息。如果孩子发生意识障碍、呼吸抑制、失去反应等紧急情况，需要及时呼叫"120"，可按下免提键，与"120"急救人员保持电话畅通，在急救人员的指导下进行心肺复苏操作，等待"120"急救人员的到场。

第三节　误服的家庭处理

　　儿童误服的发生，其实还是有规律可循的。据调查，最常见的误服物品就是药物，占了所有儿童误服发生的一半以上。另外，一些化学品如清洁剂、干燥剂等物质也是较为容易被误服。本节详细介绍常见的误服及主要处理办法。

一、药物误服四步处理法

　　当儿童发生药物误服时，家长常常很慌张，而这个时候更需冷静，不要责备打骂孩子，否则无法了解孩子真正的摄入量和真实症状，从而延误治疗。可以按照下面四步处理：

　　（1）详细检查孩子情况。如果孩子嘴里有残余药物，在其状态良好的情况让其及时吐出并漱口，并进一步观察孩子状态。

　　（2）确认误服药品。迅速确认孩子误服药物的品种、剂量，检查剩余量，排查是否有同时服用几种药物。家庭常备药（如镇痛药等）、老人常用药（如抗高血压药、降血糖药等）、儿童药物和营养补充剂是孩子容易误服的主要药物。

（3）迅速确认误服药品的时间。服药的时间，相差的间隔，是就医时的重要参考指标。

（4）尽快决定是否就医。误服剂量低于说明书中的儿童最大推荐剂量，孩子没有任何不适症状时，可以先在家观察。误服一般性的药物如普通中成药或维生素之类药物，而且剂量不大时应鼓励儿童多饮用凉开水使药物稀释并从尿中排出。以下情况需立刻就医：① 服用剂量过大（超过或者接近中毒剂量）。② 如服用了不良反应强、剂量大的药物，如避孕药、安眠药、抗癫痫药、精神病药及治疗心律失常药物等可经初步处理后尽快送往医院治疗。误服腐蚀性较强的药物如强碱性药物应立即服用食醋、柠檬汁、橘汁等酸性液体；误服强酸性药物应使用肥皂水、生蛋清等碱性液体使其发生反应以减少药物毒性，并及时就医。③ 孩子出现了异常症状，如有呕吐、皮疹、嗜睡、腹痛、头晕、腹泻等，或者任何其他不好、不明的症状。

二、误服化学品的处理

如果误服碘酊、碘伏等腐蚀性强的化学消毒剂，应让儿童饮用米汤、面汤等含淀粉的液体；如果误服过氧乙酸消毒液应立即饮用牛奶或鸡蛋清等以保护口腔食道和胃黏膜；如果误服墨水、"84"消毒液、氨水、涂改液等化学品，家长应在发现后立即将患儿就近送至医院治疗，切忌舍近求远奔大医院错过治疗时机。不同化学品的处理方法见表3-2。

表3-2　误服化学品的处理

碘酊、碘伏等化学消毒剂	饮用米汤、面汤等含淀粉类液体
过氧乙酸消毒液	口服牛奶、鸡蛋清等保护黏膜
墨水、氨水、"84"消毒液等化学品	立即送医，切忌舍近求远

三、误服干燥剂的处理

随着人们生活水平、物品包装要求和食品卫生水平的发展，各类封存物品及儿童食品大多为单包装，为防止物品或食品变质发霉，生产厂家会在包装袋里放入干燥剂防潮。儿童无知好奇，又缺乏毒物识别能力，如家长保管不当，可造成小儿误服。干燥剂的种类主要有氯化钙、硅胶、氧化钙等。儿童误服氯化钙干燥剂可引起高钙血症，严重者可致患儿眼睛和皮肤对光较敏感、恶心、血压增高，甚至精神错乱等。儿童误服硅胶干燥剂后不会伤害身体。儿童误服氧化钙干燥剂非常危险，一旦被孩子误食，会灼伤口腔、食道及胃黏膜，如果进入眼睛会引起眼角膜和结膜的灼伤，造成不可逆的损伤。一旦孩子误服了干燥剂，家长们一定要记得把干燥剂的包装一起带到医院，让医生知道是哪一种干燥剂，不同的干燥剂有不同的处理方法。

1. 误服氯化钙干燥剂

氯化钙干燥剂为白色粒状物，无臭味微苦，有很强的吸湿性，暴露于空气中极易潮解，易溶于水，同时释放出大量的热，会对胃黏膜有一定的刺激性，它的主要原料是碳酸钙和盐酸，无毒、无味、无接触腐蚀性，但误服氯化钙干燥剂可引起高钙血症，高钙血症早期表现为患儿精神不振、嗜睡、大便干燥甚至便秘、头痛持续、患儿异常口干、口中可闻到金属味、食欲差、心电图检查异常等。如果患儿误服后就诊较晚，处于高钙血症的晚期时，患儿可表现为眼睛和皮肤对光较敏感、恶心、血压增高、精神错乱等。误服后，应该立即送医就诊，不能延误处理。氯化钙干燥剂无接触性腐蚀，但服用后溶解释放出大量的热，也会对胃黏膜有一定的刺激性。处理方法：立即给患儿饮用牛奶以保护胃黏膜，并采取少量多次的方法为患儿喂食，防止一次饮用过多造成呕吐或误吸。保持呼吸道通畅，防止呕吐物吸入气管内引起吸入性肺炎或窒息。观察患儿的意识状态、生命体征等情况。送至医院后，由专业医务人员抽血取血样，化验患儿的血钙值，掌握中毒情况。

2. 误服硅胶干燥剂

硅胶干燥剂被儿童误服后不会伤害身体，因为它是一种中性化学物质，对人体没有毒性，消化系统不会吸收，最终会随大便排出体外，父母们不必过分焦虑。处理方法：密切观察患儿意识状态、生命体征，无须特殊处理。

3. 误服氧化钙干燥剂

氧化钙干燥剂的主要成分就是我们非常熟悉的生石灰，生石灰吸收水分后会变成碱性物质氢氧化钙，就是我们所说的熟石灰。在生石灰变成熟石灰的这一反应过程中，会释放出大量的热量，可造成气体、水体膨胀，并且产生一定的压力，这个压力不容小觑，当压力达到一定的程度，会引发"爆炸"反应。因此，氧化钙干燥剂一旦被孩子意外误食，吸收口腔中的水分，发生中和反应，产生的压力会灼伤口腔、食管及胃黏膜。处理方法：禁饮水，密切观察生命体征。误食氧化钙干燥剂后千万不要催吐，以免胃液与干燥剂反应再次灼伤消化道，禁止饮食酸性饮料及食品等，酸性物质与氢氧化钙发生中和反应会释放出大量的热量，将加重口腔、食管及消化道黏膜的损伤。医生取血查毒物分析及电解质以掌握孩子的中毒情况，并检查口腔中是否有口腔黏膜糜烂。

四、食管异物的处理

孩子喜欢把各种小东西塞进自己的嘴里，一旦把一些小东西吞进肚子里了，该怎么办呢？我们首先是要知道孩子吞进去的是什么小东西，同时观察孩子的状态。如果误吞后孩子没有面色改变，呼吸平稳，不咳嗽，表明物品没有呛入气管，可能进入食管。物品进入食道多表现为吞咽困难、异物感、疼痛、唾液增多等症状，急救措施如下。

1. 自然排出

较小直径（＜2.5厘米）的胃内或十二指肠内短、钝异物，如硬币，若无胃肠道损伤表现，可等待其自然排出，绝大多数可在48小时内排出体外，等待自然排出过程中，应定期进行影像学检查监测异物进程，检查粪便明确是否排出。

2. 内镜取出

有时孩子就没那么幸运了，我们要判断孩子吞进食管的是什么样的东西，如果发生以下危险，就需要到医院通过内镜下取出：① 食管内异物滞留≥24小时；

② 出现气促、呼吸窘迫等气管严重受压合并梗阻表现；③ 出现吞咽唾液困难、流涎等食管完全梗阻表现；④ 胃内或十二指肠内异物出现胃肠道梗阻、损伤表现；⑤ 吞入尖锐异物，如鱼刺、禽类骨头、义齿、枣核、牙签、回形针、刀片等；⑥ 吞入腐蚀性异物，如纽扣电池；⑦ 吞入多个磁性异物。

我们来说一个例子吧。小豆今年3岁，活泼好动，在家是个"皮大王"，白天爸爸妈妈去上班，由爷爷奶奶在家照顾。爷爷是个古玩爱好者，收集了许多各国硬币，也喜欢拿出来与人分享。有一天，爷爷的朋友来家里做客，爷爷就拿出他的宝贝们与好友分享。好奇的小豆趁他们不注意，偷偷地取了一枚，也不知道什么时候就塞进了嘴里，大人们浑然不知。接下来，小豆出现了哭闹、流口水的现象，水都喝不进。爷爷在收拾硬币时发现怎么少了一枚，再看看小豆，难道可怕的事情发生了？他们连忙送到医院，医生拍了X线片（图3-1），果然小豆的食道里卡了一枚圆圆的硬币。之后，医生在内镜下将硬币取了出来。

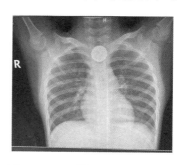

图3-1 误服硬币的X线片

预防！远离误服危险

预防孩子发生误服，是在孩子成长过程中家长要值得特别关注的问题。如何给孩子创造一个安全的成长环境、如何教育孩子远离危险，是每一个家长的责任。误服并不是不能预防的，正确使用、远离毒物是最好的预防措施。家长需养成良好的安全储藏习惯，药品及清洁类产品与儿童物品分开放置，每次使用完后将容器完全关闭，使用完的清洁剂容器要及时处理等，并再也不要把药品称作为"糖果"。记住，你的孩子动作比你快，请现在行动起来，放置药品和物品做到"高而远"，使潜在的危险远离你的孩子。

一、保护孩子的好奇心，创造家中安全环境

我们如何创造安全的家庭环境呢？既要保护孩子的好奇心，又要让孩子不受到伤害？以下是一些实用的建议，父母们需要重视。

1. 最有效的方法是不让孩子有机会接触可能误服的物品

将所有药品、化学品和清洁类产品存放在儿童看不见和够不着的高柜中，这一点非常重要。特别是在孩子吃药的时候，不要哄骗孩子说药是糖果，很好吃；也不要和牛奶、果汁、蜂蜜等混在一起服用，以免让孩子误解，把药物当成糖果吃。千万不要为了使用方便而把药品、清洁剂、油漆、化妆品、有机溶液等放在孩子可以触碰到的地方。最有效的方法就是根本不让孩子有机会接触可能误服的物品。

2. 不要用废弃的饮料瓶去装清洁剂或化学物品

孩子都比较喜欢喝饮料，当他们看到饮料瓶里有东西时，常常会认为这些是可以喝的饮料，特别是在口渴的时候，会毫不犹豫地喝下去，造成意外伤害的发生。曾经就有家长把农药化学品放在雪碧瓶中存放，孩子拿到后喝了下去从而酿成了弥天大祸，发生了无法挽回的悲剧。药品及化学品要放置在有清晰标志的原装容器中。

3. 细小物件如纽扣、珠子、钱币等要妥善保存

经常检查儿童玩具的各个零件是否有松动、掉落。家长在选用儿童药品时，要首选儿童安全型容器盖的药品。以下是一些关于如何安全储存和管理药品的建议，

见表3-3。

表3-3　药物管理建议

- 尽量将药品保存在原包装中，因为包装上标注了成分、剂量说明和有效期。药柜是存放药品的好地方
- 药柜应该离地面足够高，让孩子们无法接触到药柜或里面的东西。理想情况下，它应该离地面至少150厘米，并且要上锁
- 不要储存过期的药品。把不再需要的药物或过期的药物安全地处理掉
- 告诉家中的每个照护者，如祖父母或者保姆，不要将药品放在儿童能拿到的地方
- 没有包装的药，如药盒已丢失，需书写一张药品说明，包括剂量、用法及有效期等重要信息，一起装进袋子
- 给孩子服药之前，家长一定要仔细看药品说明书，看主要成分（有无跟别的药重复、有无过敏成分）、用法用量、不良反应、禁忌证、注意事项等，提高儿童用药安全性，以及注意服药后是否有不良反应。避免因人为因素导致的误服发生

二、提高安全的意识，在家庭中加强安全教育

　　建议家长一定要在医师指导下给孩子用药，改变"成人药物减少剂量就能给孩子服用"的误区，不要相信一些口口相传的"民间偏方"，认真阅读药物说明书，掌握儿童用药安全剂量及常见不良反应，做好儿童用药

记录。尤其对于学龄前儿童的家长来说，更应在剂量、存储方面加强学习，对婴幼儿要细心照顾，防止其乱服危险物品和药物，了解孩子的年龄特征，1～4岁儿童心理处于发育成长时期，年幼无知，好奇心强，活动频率高、范围广，喜爱尝试新鲜事物，而又缺乏安全意识和识别能力，喜欢用嘴巴来探索多彩的世界。有的药物外形是彩色的，如果家长把药物称之为糖果，就会给孩子留下错误的印象。幼儿自控能力较差、多动、好奇心强，也无法对事物的危险性做出正确判断，是误服等意外伤害事件的高发人群。

家长应加强监管力度和对幼儿的安全教育。日常生活中随时告知幼儿"这是什么，干什么用的"，防止其误以为这些东西可以食用而误服；对于色彩鲜艳、味道香甜的药物等更应妥善放置；喂药时避免以糖果、果汁、很好喝等诱导幼儿，给其留下错误印象；注意告知药物不能随意多服，多服会出现什么情况，增强幼儿安全意识；家长口服药物时尽量避开幼儿，特别是幼儿很有兴趣在旁观看时，应立即进行安全教育，防止幼儿以为这是很好玩的动作而进行模仿。

学龄期的孩子虽然说比幼儿期的孩子发生误服的概率低，但也要重视安全教育，因为这段时间孩子的自主性增强，主观判断起到主导作用。家长们可以给予安全知识教育，告诉孩子户外接触食物或有毒物品的危险性，不能随便送入口中。在患病期间，需在监护人的看护下服用药物，不能盲目、擅自服用药物。

三、通过多种途径进行知识普及

可通过制作多媒体资料、开展幼儿安全教育、收集易引起误服的毒物图片、幼儿医院救治图片等制作多媒体课件来进行知识普及。幼儿园可以根据不同年龄段幼儿接受能力的不同，制作不同的课件进行授课，告诉幼儿这是什么、能不能吃、吃了会有什么后果，并列举相关案例，让幼儿分析对错，以增强课堂互动，提高幼儿兴趣，加深印象。学校、医院等机构向家长发放关于误服危险因素的温馨提醒的文字传单，并督促家长进行家庭排查。在社区宣传栏、幼儿园宣传栏中粘贴卡通画、漫画等活泼生动的资料普及相关知识。目前，有很多儿童医院的科普公众号和科普视频，父母们都可以去关注。科普内容不定期会推送一些意外伤害的预防和救治的内容，这些都是非常值得学习的内容，必定会给我们照顾孩子带来参考。资料显示，受教育程度低的照顾者往往缺乏安全意识，父母们需要提醒这些照顾者提高安全防范意识，可以推送一些安全信息给他们一起学习了解。

有毒的蘑菇吃不得

有些植物是有毒的，吃下去会有生命危险。有两个真实的故事。第一个故事发生在云南，有一位奶奶去了自家后面的树林里，看到长满了鲜嫩的蘑菇，二话没说就摘了回来，准备给自己的小孙子做鲜美的蘑菇汤。这位奶奶这辈子都和森林打交道，对采摘菇类有着丰富的经验，所以她和往常一样，摘了野蘑菇准备回家吃。奶奶高高兴兴地回家，煮上了自己亲手摘的野蘑菇，她浅尝了一口，汤汁实在太鲜美了。于是，她把一整碗新鲜的蘑菇汤都给小孙子吃了，自己舍不得吃。没过多久，奶奶和孙子两个先后表现出无力、恶心、呕吐、腹痛、腹泻等症状，他们马上被送去了医院。小孙子因摄入的食物量大，继而发生黄疸、血尿，进展成了急性肝功能衰竭，生命垂危，采用了体外血液的"人工肝"治疗。

另一个故事也跟蘑菇有关，有一位妈妈发现在自家院子的草坪上长出了几十朵幼嫩的蘑菇，"这不是天然有机绿色食品吗？"她心想，于是她赶紧拿起小剪刀，剪下来一朵朵蘑菇当作晚餐的配料。吃完晚饭，一家人都出现了中毒的症状，被送去了医院急诊。不幸的是，这个毒蘑菇的威力实在太大了，儿子因急性脏器损伤被送进了重症监护室。

一些野生的毒蘑菇与食用菇外形相似，鉴别需要具备专业知识并借助一定的仪器设备，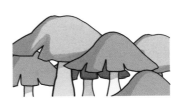仅靠肉眼根据形态、气味、颜色等外部特征难以辨别，极易误食而引起中毒，因此千万不要凭个人经验鉴别蘑菇是否有毒，更不要私自采摘食用，一旦误食，应尽早到医院处理。

第四章

动物致伤

动物致伤是指在接触动物时，由于受动物攻击而造成的创伤、感染等导致身体或心理受到伤害的现象。儿童因为自身行为和认知不成熟，在与动物接触中更容易遭到动物的攻击和误伤。造成儿童被伤害的常见动物种类包括猫、狗、黄蜂等。儿童被动物伤害除了身体上的伤害外，还会造成一些心理影响。当孩子受到动物攻击后，可能会出现害怕、恐惧、抑郁等负面情绪，这种心理创伤需要很长时间才能修复。本章将从认识动物致伤、如何正确与动物接触、发生动物伤害后的处理、狂犬病知识等方面为新手父母们进行全面、详细的讲解。

在我们国家，随着社会经济的发展和城市化进程的加快，人们的休闲、消费和情感寄托方式呈现多样化发展，饲养动物已成为很多家庭的消遣方式。对于认知不成熟的儿童，他们无防备的触摸或激惹动物，可能会导致伤害的发生。因此，新手父母们对动物的习性要有所了解，并在生活中教育孩子如何保护自己。那么动物的"凶猛"是凶在哪里呢？让我们一起来了解吧。

一、数据中的动物致伤现状

动物致伤是一个严重的公共卫生问题，动物伤人通常会导致创伤、感染、中毒、过敏等情况发生。世界卫生组织报告，在非洲和东南亚，每年被蛇咬伤的人数多达500万人。全世界每年有数千万人被狗咬伤；在低收入和中等收入国家中，每年动物致伤中76%～94%是狗造成的。在我国，每年约有4 000万人被猫、狗咬伤，毒蛇咬伤人数超过30万例，胡蜂、海蜇、蜱虫等动物致伤事件也有发生，严重者可造成残疾甚至死亡，尤其是因动物致伤导致的破伤风、狂犬病严重威胁人们的生命。世界卫生组织正在开展工作，应对动物咬伤带来的公共卫生问题。

"宠物中国"网站提供的数据显示，中国饲养动物最多的省市是广东省，饲养数量占全国宠物数量的10.62%，江苏省占10.40%，浙江省占9.59%，上海占9.08%。饲养动物基本可以划分为犬类、猫类、水族类和鸟类。这些动物在与人类接触过程中，虽然可爱，但也有"凶猛"的一面，我们要注意观察它们的异常行为，保持合适距离，做好自我保护。

二、动物致伤的分类

首先给大家科普一下常见的动物致伤有哪些，在世界卫生组织的分类体系中，动物伤害被分为下列几类。

（1）犬类伤害：猫、狗是我们身边最忠实的朋友。但是当它们感觉受到威胁时，也会表现出紧张甚至攻击的反应。就有可能对人造成伤害。据报道，犬类伤害占全部动物伤害的80%以上。

（2）蛇类伤害：毒蛇咬伤是一种十分严重的动物伤害，约70%的咬伤发生在非洲和东南亚国家。蛇咬伤常见于农村和发展落后地区，农业工作者、妇女和儿童是最常被蛇咬的人群，而儿童受害者会有残疾的风险。

（3）鼠类伤害：老鼠、鼹鼠、地鼠等活跃于农田，它们也可能携带包括鼠疫在内的各种病原体，对人类造成危害。

（4）其他伤害：蜜蜂、毒蜘蛛、寄生虫或海生动物等造成的伤害。

三、动物疫病有哪些

动物疫病是指传染性病毒、细菌、寄生虫等病原体感染了动物而引起的一种动物疾病。这些疾病不仅对动物的健康有威胁，对人类的健康也会产生重要影响。

根据《中华人民共和国动物防疫法》规定，动物疫病分为三类：一类疫病是指口蹄疫、非洲猪瘟、高致病性禽流感等；二类疫病是指狂犬病、布鲁菌病、草鱼出血病等；三类疫病是指大肠埃希菌病、禽结核病、鳖腮腺炎病等。父母们要知道，一旦孩子被动物致伤都要及时送医，及时预防，防止后期动物疫病的发生。

四、常见的动物致伤

在我们生活中，我们了解有哪些动物致伤呢？国家卫生健康委员会于2021年颁布《常见动物致伤诊疗规范》，其中包括了14种动物致伤，具体如下。

（1）犬咬伤：犬咬伤是动物致伤中最为常见的类型。犬咬伤是指犬齿咬合、切割人体组织而导致的皮肤破损、组织撕裂、出血和感染等损伤。最大伤害结果是发生狂犬病，狂犬病的病死率几乎是100%。也有出现破伤风或其他细菌感染的病例。

（2）猫抓伤：猫抓伤可导致寄生虫病、传染病或非传染病，从而对密切接触者造成健康风险。被猫抓伤的孩子皮肤局部会形成一个伤口，出现出血、红肿并且也会出现轻微疼痛的现象，破皮的伤口是非常危险的。必要时注射狂犬病疫苗，尤其是被未接种疫苗的猫或者接种情况不明的猫抓伤。

（3）啮齿动物致伤：有研究表明，啮齿动物致伤（鼠咬伤为主）位居狗咬伤、猫咬伤之后，在我国成为第三大动物致伤源。可通过被啮齿动物抓咬，处理啮齿动物时与啮齿动物的粪便、尿液或者唾液接触直接传播给人类。

（4）蛇咬伤：蛇咬伤是常见的动物致伤疾病，无毒蛇咬伤主要造成局部损伤，毒蛇咬伤则是毒液从伤口进入人体内而引起的一种急性全身中毒性疾病。

（5）猴咬伤：猴咬伤人群主要为与猴有接触的科学研究人员、动物饲养及管理人员，其次为野外旅游的游客等。

（6）马咬伤：马受到激惹或处于病态时易发生攻击行为。人可能因马的各种过激行为而受到严重伤害，其损伤主要包括被马咬、踢、踩踏或从马背跌落。

（7）猪咬伤：猪为杂食类哺乳动物，主要分为家猪和野猪，与家猪有接触的生猪养殖业饲养员为主要受伤人群，其次为在野外受到野猪攻击而受伤等。

（8）禽类啄伤：因鸟纲动物的啄伤造成的人身伤害称为禽类啄伤。鸡、鹅、鹰、喜鹊、乌鸦、鸬鹚、鸵鸟、火鸡等是常见的禽类。

（9）胡蜂蜇伤：蜂蜇伤主要发生在适宜蜂群生长繁殖的山地丘陵地区，严重者可致多器官功能障碍综合征，甚至死亡。

（10）海蜇蜇伤：海蜇由半球形的伞部和口腕部组成，通体透明或半透明，游泳者很难发现，故容易被海蜇蜇伤。海蜇口腕部的丝状触手上有密集的刺丝囊，能分泌毒液。当人体被海蜇蜇伤后，毒液会引起皮肤局部损害，重者可导致全身过敏反应、休克，甚至死亡（图4-1，彩图见附录）。

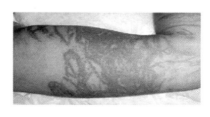

图4-1　海蜇蜇伤的皮肤表现

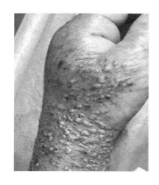

图4-2　蚂蚁蜇伤的皮肤表现

（11）蚂蚁蜇伤：蚂蚁是一种常见的昆虫，根据蚂蚁种类的不同，毒液成分及含量复杂、多样性，但主要含有多肽及蛋白质、生物碱、蚁酸及生物胺等有毒物质。全球每年被蚂蚁蜇伤的人数达数百万，轻者会引起局部肿痛，重者可引起过敏性休克，甚至可引起死亡等（图4-2，彩图见附录）。

（12）蜱虫咬伤：蜱虫在我国分布广泛，与人畜关系密切，可传播多种人畜共患疾病。

（13）蜘蛛咬伤：蜘蛛咬伤是急诊科常见的动物致伤疾病之一，近年来发病率呈上升趋势。部分蜘蛛咬伤患者病情较重，易诱发多种急症。

（14）石头鱼刺伤：石头鱼是自然界中毒性很强的一种鱼，人体不慎被刺伤后，毒液进入体内，轻者可出现局部肿痛，重者可引起全身性中毒症状、全身多器官脏器衰竭，甚至死亡。

在儿童接触动物的过程中，有被致伤的风险，也有被传染疾病的风险。但是，在和动物接触中，孩子被提供情绪价值，体验被动物需要的感受，都是在引导孩子建立良好价值观的初级阶段。因此，对于新手父母而言，正确地引导和教育孩子与动物接触是至关重要的，既能预防孩子受到伤害又能满足孩子的情感支持。

一、如何关爱小动物

儿童往往喜欢与动物亲密接触，因为动物可爱好玩，可以给他们带来愉悦的体验。为了避免风险的发生，父母们教育者的角色是极其关键的。要为孩子提供正确的教育，引导孩子与动物友好相处，了解动物。

1. 喂养和护理小动物

当孩子决定养小动物如鱼、乌龟、小鸟、小松鼠等时，父母需要让孩子了解如何正确喂养和护理。鱼类需要适宜的鱼缸和水质，食物也需要起到给它带来营养的作用。乌龟需要一个舒适的栖息地和一个合适的温度。小鸟需要干净的鸟笼、丰富的食物和水。孩子需要了解动物的喂食规律等常识。

在饲养动物的过程中，父母应教孩子正确的护理方法，营造良好的动物生活环境。这也是一种孩子养成良好习惯的方式，孩子会感到快乐，有成就感。这不仅会提高孩子的自信心和责任感，同时也能让他们体验到爱与被爱所带来的快乐。

2. 尊重动物

尊重动物是儿童与动物相处中最重要的一点，孩子们应该学会尊重动物，不要用过激或不合适的方式来对待动物。例如，动物虽然可爱，但当它有抗拒被抚摸或者接近时，我们不应该强行抱它，也不要近距离靠近。父母应该教育孩子学会观察和理解动物的行为和表情，尊重它们的需求，根据它们的反应做出正确的行动。

3. 保持清洁

动物需要干净、整洁的环境，孩子们可以在妈妈的帮助下学会清洁它们的食盆和饮水桶。此外，为了保持家庭的干净卫生，避免动物独居的地方成为细菌和疾病的滋生源，孩子们应学会定期清洁动物以及消毒它的住所。

二、与动物友好相处的具体建议

1. 了解动物的类别和特点

作为父母和教育者，我们应该教育和引导孩子了解动物的类别和特点。例如，家里的宠物狗、猫、仓鼠等都属于动物。孩子们应该学会分辨和认识各种不同的动物，而不是一视同仁地认为它们的生性都是一样的。此外，孩子们也应该了解动物的基本外观，如它们的体型、眼睛、身体颜色和毛发等，了解哪些动物容易受到惊吓、会攻击人类、有毒等基本常识，以便于安全地接触动物。

2. 适度互动

当孩子要与动物互动时，他们需要了解如何适当互动。互动不能太过激烈，应该做轻拍、梳理等轻柔动作，保持温和友善。也要尊重动物的需求和信号，采取一个舒适的方式来进行互动。过度激烈的情绪会引发动物不适，从而增加不必要的风险。

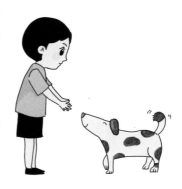

3. 合理饲养

合理饲养可以使儿童和动物的相处更加和谐。正确地选择小动物的品种、住所、食品和饮水，可以让它们生活在一个温馨、干净、舒适的环境中，避免动物感染疾病，殃及孩子。

4. 接触时穿着适当的服装

儿童与小动物接触时，应该穿着适当的服装，保护好自己的皮肤。不要佩戴过多配饰，以免行动受制。

5. 学会观察动物的异常行为

孩子需要在大人的陪同下接触动物，同时需要了解一些动物的异常行为。当动物表现出呲嘴、低吼等令人不安的行为时，孩子应尽快回避，告知家长及时采取适当的措施，避免孩子受到不必要的伤害。

防止动物致伤的注意事项

（1）不要戏弄和虐待动物：人道地对待动物，让它享受人类的陪伴。例如，不要将系动物颈部的链子拴得过紧，要有两指宽的空隙。因为过紧可能会使它焦虑和好斗，进而攻击伤害人类。

（2）切勿让年幼孩子与动物独处：许多动物致伤发生在相互嬉戏的粗暴期间，因为孩子没有意识到动物何时过度兴奋。应教育孩子不要把脸靠近动物。

（3）外出遇见动物：孩子外出遇到动物时，应教育孩子如何问候动物。例如，当狗嗅他时，孩子应站着不动，然后可以慢慢伸出手抚摸动物。

（4）切勿抚摸不熟悉的猫或狗：远离不熟悉的动物，教育年龄较大的孩子识别动物不安全的迹象，如歇斯底里中的吠叫狗等。

（5）教育孩子远离所有未经驯化的动物：在户外遇见野生动物时，切勿上前观摩、抚摸，避免伤害发生。

三、提高对儿童自我安全意识的教育

安全意识是指对人身心免受不利因素影响存在条件

与状态所持有的心理活动。是人在活动中，对各种有可能造成自身及他人伤亡或其他意外事故的各种条件所保持的一种戒备和警觉的心理状态。

1. 学习、加强安全意识

孩子在与动物互动时，应该始终关注自身的安全。而这往往需要父母们的辅助引导，以下是一些提供给父母们的有关提高孩子自我安全意识的建议。父母们可以通过游戏、生活实践等方式让孩子们学习有关的安全知识，如想要摸动物时，应该要在大人同意的前提下，同时在四周环境安全下进行，也要注意动物的性格和特性，不了解的动物勿碰。

2. 认识了解周围环境

带孩子去户外、动物园时，父母们应该引导孩子了解地理环境和动物特性等相关信息，以帮助孩子识别潜在的危险。万一经过行人罕至的地方，不要逗留，尽快离开。

3. 接触动物后及时洗手

孩子与动物接触后，父母们应告诉孩子要及时洗手、擦身等，保持身体的干净和卫生，以防动物携带的病原微生物侵犯身体。如果发生动物致伤，应该立即告知大人，如果是严重流血等大伤口，立即就医处理。没有明显流血的伤口，流动水冲洗后，尽快就医处理。

洗手的有效方法

中国疾病预防控制中心建议洗手采取以下步骤：

第一步：打湿双手。

第二步：将肥皂或洗手液涂抹在手上。

第三步：双手用力搓，充分清洗每个表面。

第四步：摩擦或搓洗20秒。

第五步：用流动水彻底冲洗双手，然后擦干。

孩子们与动物接触是非常有益和愉悦的体验，只要父母为孩子提供与动物友好相处的正确指导，就可以让孩子在与动物的互动中得到真正的安全与快乐。

　　为儿童提供紧急处理方法和干预措施，是我们大人必须清楚掌握的。本节向新手父母详细介绍发生动物致伤的处置方法。

一、孩子遭动物致伤，家长该做什么

　　学会第一时间处置。当孩子被动物咬伤或者抓伤时，第一时间要做的是清洗伤口，消毒处理伤口，避免疾病传染。应当依据孩子的伤势选择适宜的处理方法，若严重的话需及时寻求医疗帮助。

二、动物致伤的具体处理措施

　　国内研究数据显示，动物致伤类别主要为狗（60%～80%），其次是猫（5%～20%）。在农村等地鼠、兔、蛇等其他动物致伤情况也占有一定比例。因此本节重点介绍狗、猫、蛇的咬伤具体处理措施，供新手父母参考学习。

1. 狗咬伤的处理

被狗咬伤最多的是孩子，特别是中大龄儿童。致死性的损伤通常发生在幼儿的头部和颈部，或见于幼儿重要器官的直接贯穿伤。当大龄儿童被狗咬伤时，四肢（尤其是手）是最易受伤的部位。狗咬伤后通常有发热、红肿、压痛等表现，严重并发症包括皮下脓肿、手掌深部间隙感染、骨髓炎、化脓性关节炎和严重的感染症状。受伤后超过24小时就诊很可能出现感染，出现了感染性症状（图4-3，图4-4，彩图见附录）。

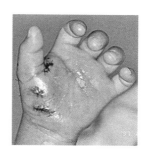

图4-3　狗咬伤（1）

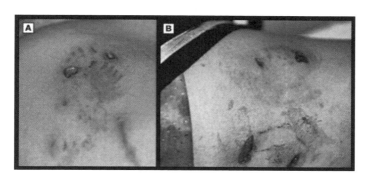

图4-4　狗咬伤（2）

处理：如果孩子被狗咬伤，父母应该第一时间用流动水清洗伤口，用消毒棉签等擦拭或用无菌纱布包扎，如果没有无菌纱布，可用干净手帕等代替。立即送孩子去医院，医生会根据伤情给孩子注射狂犬病疫苗。

伤口清洗注意事项

（1）用肥皂水（或其他弱碱性清洗剂）和一定压力的流动清水交替清洗所有咬伤处约15分钟。

（2）如条件允许，可以使用专业的清洗设备对伤口内部进行冲洗，以确保达到有效冲洗。

（3）最后用生理盐水冲洗伤口，避免在伤口处残留肥皂水或其他清洗剂。

2. 猫咬、抓伤

家长们是否注意到小区里的流浪猫了呢？近年来，流浪猫数量增多，猫致伤风险进一步增大。被猫抓咬后，孩子会有出血、疼痛、肿胀等表现。猫抓病是在病原体侵入皮肤后3～10天发生，通常从水疱发展到红斑，再发展到丘疹、脓疱、溃疡等急性炎症反应，常伴有发热。猫癣则多为圆形、环形皮疹，边缘有红色小疙瘩或小水疱，可有凸起，痒感。淋巴管炎多见于四肢，伤口近侧可出现一条或多条红线，局部硬肿并有压痛，伴有发热、恶寒、乏力等全身症状。

处理：如果孩子的皮肤被猫抓咬后有破损，很容易感染。第一时间用流动水冲洗伤口，并用棉签等消毒，如果孩子感到疼痛，可用冷毛巾冷敷。同时尽快去医院就诊。关键要告知医生是家养猫还是流浪猫，家养猫有无打过疫苗。

伤口处理注意事项

（1）伤口判断：猫抓咬伤口属高感染风险伤口。致伤最初6小时以内的头面部伤口建议进行Ⅰ期缝合。超过时间不建议缝合。

（2）伤口冲洗：推荐用一定压力的肥皂水（推荐用1%软皂溶液）和流动清水交替冲洗伤口约15分钟。冲洗时水流宜与伤口呈一定角度，避免垂直于创面，以减少冲洗导致的组织损伤。

（3）伤口清创：需视情况及时清除坏死组织，必要时行扩创术。

（4）伤口闭合：应根据猫抓咬伤的致伤时间、致伤部位、伤口污染程度、伤者健康状况和医务人员的临床经验等决定闭合。

3.蛇咬伤的处理

孩子被蛇咬伤的紧急情况下，家长们如何识别咬伤的轻重程度呢？以下蛇咬伤临床严重度简易评估表可帮助快速识别（表4-1）。

表4-1　蛇咬伤临床严重度简易评估表

严重程度	临 床 表 现
无中毒	仅有压痕（"干咬"）
轻度中毒	仅有局部的表现，如疼痛、淤血、非进行性的肿胀
中度中毒	肿胀进行性发展，有全身症状和体征，实验室检查结果异常
重度中毒	意识改变、呼吸窘迫、休克等

处理：蛇咬伤是严重的动物致伤。第一时间带孩子到安全环境并尽快前往医院。在前往医院的过程中，家长可以使用绷带在伤口靠近心脏端5～10厘米的地方勒住，以减缓毒素扩散，注意避免压迫过紧。在急救过程中，家长们要保持冷静，不要让孩子恐慌，以免毒素快速向全身扩散。

蛇咬伤现场自救

（1）应立即脱离蛇咬伤环境，勿企图去捕捉或追打蛇，以免二次咬伤。

（2）尽量记住蛇头、蛇体、斑纹和颜色等特征，有条件者拍摄留存致伤蛇的照片。

（3）保持冷静，避免慌张，减少伤肢活动。

（4）解除受伤部位的各种受限物，以免后续的肿胀导致无法取出，加重局部损害。

（5）绷带加压固定可用于神经毒类毒蛇咬伤，避免压迫过紧、时间过长导致肢体因缺血而坏死。

（6）利用周围的清洁水源冲洗伤口，呼叫"120"，及早转送有条件的医疗机构。

　　总之，新手爸妈应该掌握了解常见动物致伤处理。在遭受动物致伤后，务必及时就医，做好伤口处理，这样有助于减轻疾病的发生和缩短身体恢复的时间，同时也学会了增强自我保护能力。

第四节　狂犬病知识小课堂

　　一位母亲焦急地抱着孩子冲向预检台，孩子的小手臂用毛巾包裹着，毛巾已经被血渗透了。医生在进入清创室看到孩子的伤口后，不禁倒吸了一口凉气，孩子的小手臂被咬伤的缺口宛如一条红色的小蛇。孩子的妈妈说孩子是在跟隔壁邻居的狗玩耍时被咬的，因为是在郊区乡下，所以狗并没有拴绳，这才导致意外的发生。

　　碰到这样类似的事情，第一时间家长应该怎样处理？会不会感染狂犬病呢？那我们就从什么是狂犬病开始学习吧。

一、什么是狂犬病

　　狂犬病是由狂犬病病毒引起的一种传染性疾病，常见于犬、猫、狐狸等动物。如果不及时治疗，病情会迅速恶化，最后可能导致死亡。儿童作为动物亲密接触的群体之一，自然是需要加强保护的。而这要基于家长们的知识引导，因此对狂犬病相关知识的掌握显得尤为重要。

狂犬病是一种疫苗可预防的人畜共患病毒性疾病，会影响中枢神经系统，一旦出现临床症状，狂犬病几乎100%致命。在高达99%的人类感染病例中，狂犬病病毒都由家养狗传播。狂犬病既可感染家畜，又可感染野生动物，然后通过咬伤或抓伤（通常是经由唾液）传播至人。被疑狂犬病动物咬伤的受害者中，15岁以下儿童占40%。

二、只有狗会传播狂犬病病毒吗

不是。狂犬病病毒可以感染哺乳纲所有动物，其中食肉目和翼手目为狂犬病病毒的储存宿主，食肉目中的狗和猫是狂犬病传播人类的主要传染源。在全球范围，99%以上的人类狂犬病是由狗传播的。

狗是我国人群狂犬病的主要传染源，其次是猫。根据我国目前的狂犬病流行情况，致伤动物传播狂犬病的风险可分三个等级：

（1）高风险动物：犬、猫；流浪的或野生的哺乳动物；蝙蝠。我国属于狂犬病高风险地区，因此，建议被高风险动物致伤后，一律按照狂犬病接触后处置。尽早使用拮抗药物处理。

（2）低风险动物：牛、羊、马、猪等家畜，兔、鼠等啮齿动物。被低风险动物致伤后是否进行接触后处置，应根据当地流行情况。一般不建议开展狂犬病接触后处置。若发现当地有低风险动物不明原因死亡，或发现低风险动物有狂犬病的情况，建议按照高风险动物处置。

（3）无风险动物：非哺乳动物不患狂犬病，如龟、鱼、鸟类、昆虫等，被其致伤后属于无风险接触，无须按照狂犬病接触后处置。

三、感染狂犬病有何表现

狂犬病病毒感染后经过长短不一的潜伏期后发病，医学上可分为前驱期、兴奋期、麻痹期等三个阶段。疾病发展是连续的过程，各阶段并不能截然分开。接触和出现症状的这段时间是潜伏期，多数为 1 ～ 3 个月，极少在 1 周以内或 1 年以上。狂犬病的初期（前驱期）症状可能与流感相似，表现出低热、倦怠、乏力、头痛、恶心、全身不适等症状，咬伤部位也可能有不适、刺痛或瘙痒感。随着疾病的进展，患者可能会出现谵妄、异常行为、幻觉、恐水症（怕水）和失眠，即为兴奋期。患者经过兴奋期后逐渐进入麻痹期，此时意识障碍逐渐加深，表现为昏睡或昏迷，痉挛停止，全身肌肉出现逐渐加重的弛缓性瘫痪。疾病的急性期通常在 2 ～ 10 天后结束。一旦出现了狂犬病的临床症状，这种疾病几乎是致命的。

四、接触后预防怎么做

接触后预防是指被咬伤者在接触狂犬病病毒后立即进行处理，以防狂犬病毒进入中枢神经系统而导致死亡。

（1）怀疑接触后，用水和肥皂彻底清洗至少15分钟，并尽快对伤口进行局部治疗。

（2）完整接种适合世界卫生组织标准的强效狂犬病疫苗。

（3）如有指征，可注射狂犬病免疫球蛋白。

根据与疑患狂犬病动物接触的严重程度，推荐的接触后预防措施如下（表4-2）。

表4-2　接触类型和推荐的接触后预防措施

与疑似患狂犬病动物的接触类型	接触后预防措施
Ⅰ类：触摸或饲喂动物，动物舔触处的皮肤完整	清洗接触后的皮肤，无接触后预防
Ⅱ类：轻咬裸露皮肤，或无出血的轻微抓伤或擦伤	立即接种疫苗并对伤口进行局部处理
Ⅲ类：一处或多处穿透性皮肤咬伤或抓伤，动物舔触处的皮肤有破损；动物舔触处的黏膜被唾液污染；与蝙蝠有接触	立即接种疫苗并注射狂犬病免疫球蛋白；对伤口进行局部处理

注意：狂犬疫苗并非只打一针，而是要通过1个月左右才能完成免疫，一定要严格按照时间规律接种，不可中断！

狂犬疫苗接种小知识

目前有"5针法"和"4针法"两类疫苗。

"5针法"：在接触的当天、接触后第3、第7、第14和第28天各接种1剂，共接种5剂。

"4针法"："2-1-1"程序，接触的当天接种2剂（左右上臂三角肌各接种1剂），接触后第7天和第21天各接种1剂，共接种4剂。

总体而言，儿童预防狂犬病非常重要，需要妈妈们帮助孩子，让孩子与动物和谐相处，增强预防措施及建立相关预防和安全意识，才能够真正确保孩子的健康和安全。

第五章

窒　息

窒息是一类对于儿童，尤其是小年龄的宝宝最严重的意外伤害事件。窒息的发生与儿童生长发育特点、身体结构都有相关性，当然也与各位宝爸宝妈的安全意识和教育孩子的方式有非常大的关系。在本章中，我们将会了解到孩子独特的"口欲期"，为各位宝爸宝妈讲解因孩子自身导致窒息的原因；从居家的角度帮助你找到家庭里隐藏的导致孩子窒息的"杀手"；你也可以更深入地了解孩子的身体构造与成人的不同到导致他们容易发生窒息的原因；帮助孩子建立良好的进食和游戏习惯不但让孩子有良好的生活习惯，还能在一定程度上从源头杜绝窒息的发生；另外，您还可以在本章内容学习到孩子窒息后根据不同的窒息物进行急救的处理方法。

造成窒息的原因
"千奇百怪"

"护士小姐，你好！我想问一下，为什么我的宝宝总喜欢把东西往嘴巴里面放呀！不管抓到什么都放到嘴里面，比如卫生纸、衣服的扣子、小毛巾；有时候连我们的手机也不放过，这些东西既不卫生，也有危险，我们一个没看到他就把乱七八糟的东西放进嘴巴里面了，而且她的活动范围也越来越大了，这要怎么办啊！"

这是一位带孩子来做儿童保健体检的宝妈遇到的问题，相信很多新手宝妈也会遇到相同的情况。有的父母在带娃的时候，大大咧咧，觉得小宝宝对环境充满好奇，可以放手让宝宝自己去探索，还能锻炼他的手部运动能力；但是也有父母"神经过敏"，把宝宝保护得太好，一发现宝宝把东西放在嘴里面就大喊大叫……以上这些行为都是平时接触到的一些父母告诉我们的。那么，宝宝为什么喜欢把东西都往嘴里放呢，这就要从宝宝的生长发育历程说起了。

一、儿童口欲期的窒息风险

口欲期是每个小年龄宝宝在生长发育阶段都要经历的一个时期，大多是发生在0～1岁期间。这个年龄段的宝宝处于没有行动能力的状态，而口腔是他们所有活动的中心，能够满足这个时期生理和精神的需要，比如吮吸母乳、哭闹、咬、舔等都是通过口腔来完成，因此称为口欲期。但是每个宝宝的个体差异也比较大，有的宝宝在2～3岁还没有度过口欲期也是有可能的。

家长们如果有观察自己宝宝习惯的话，会看到小宝宝也是很聪明的，是很会"取悦"自己的。当他能完全感知自己的时候，他的小手指可能就是满足自己的最方便的"工具"，毕竟小宝宝在妈妈肚子里的时候就已经会喙自己的手指了。当然，有的父母觉得宝宝的小手会脏脏的，可能会给宝宝购买安抚奶嘴来代替手指，一来可以起到安抚宝宝的作用，二来可以保证宝宝入嘴的物品干净卫生。但在使用安抚奶嘴的时候，请保证安抚奶嘴的尺寸大小符合宝宝月龄，并且需要定期更换。

二、口欲期如何预防窒息风险

口欲期首先的表现是吃手，表现为对手的吸吮和吞咽，其次就是舔到可以舔的东西或地方，比如奶瓶、爸爸妈妈的手、玩具等，口欲期是宝宝对世界的初始探索，是利于宝宝的神经发育的。但是，如果这个时候父母特意去限制宝宝的口腔活动，可能会导致在成年后咬指甲、贪吃、酗酒或吸烟等与口腔感觉相关的习惯；而且也可能会导致宝宝性格上的异常，例如悲观、依赖他人等。

小年龄的宝宝通过"嘴巴"认识世界，作为新手宝妈，应当在安全范围内鼓励宝宝去探索，比如要保证宝宝的手部卫生，确保宝宝所处环境的安全卫生。随着宝宝的生长，他们探索世界的范围也逐渐扩大。从床上翻滚开始，宝宝探索世界的技能也在慢慢增加，他们能接触到的物品也越来越多。因此，各位家长或者其他看护者应该严密照看宝宝，以免发生意外，对宝宝造成不必要的伤害。

三、孩子口欲期的窒息危险物品

各位家长有所不知，虽然让宝宝自己探索世界的初衷是好的，但是对于没有自救能力，没有辨别和预测危险的能力的他们来讲，其实危险无处不在。

儿童常见的危险物

（1）食物类：果冻、糖果、葡萄、多刺的鱼肉、花生、瓜子、各种豆类（红豆、绿豆、黄豆）、开心果、巴旦木、酒酿圆子、小片的排骨等。

（2）玩具类：磁力珠、乐高组件、圆球类等。

（3）家居类：各类药物、空气清新剂（球珠类）、钉子、螺丝、硬币、纽扣电池等。

（4）其他类：宝宝颈部悬挂的饰品、溢奶后奶水的窒息等。

以上物品都是我们在日常生活中常见的，也是容易导致宝宝出现窒息的危险物。这些物品体积小，易于抓取，在家庭环境中容易获取。每年都有大量的新闻报道儿童因为误食或好奇导致窒息；因此，新手父母一定要提高预防意外发生的意识，对于宝宝的口欲期要有"收敛的纵容"。下面的例子都是在家长没有防备的情况下，宝宝们将自己置于"危险境地"的真实案例，希望给新手父母以警醒。

例1：23个月的童童因吞食葵花籽，误吸入肺内后出现呼吸困难，意识不清，"120"紧急送至儿童医院进行抢救，在重症监护室救治了半月之久才病情平稳。

例2：18个月的妞妞将纽扣电池当作糖果，咀嚼后吞下。破损后电池内的化学物质腐蚀食道、毗邻的气道，经过几个小时的努力才将电池取出；但是食道损伤严重，宝宝无法正常饮食，需要插入胃管保证营养供应，食管因为腐蚀而水肿、狭窄，常规插入胃管的方法极易导致穿孔。

例3：2名幼童在玩耍时将红枣和花生吸入鼻腔内导致窒息，"120"紧急送医后得到及时的救治。

例4：一位宝妈总是觉得宝宝的嘴巴或者鼻子里有一股臭味，就诊后发现是鼻子里塞了一团毛绒玩具里的海绵，时间久了后导致的感染。

四、宝宝的活动范围扩大了怎么办

在回答这个问题之前，各位宝爸宝妈需要知道的是宝宝各年龄阶段的大运动和精细运动的能力。宝宝从2月龄开始，就可以去抓细圆柱状的物体，已经开始触摸身边的物品；3月龄时，两只小手可以握在一起，会抓着东西摇晃；4月龄时，可以自己摇晃拨浪鼓并且可以注视，在这时已经会把玩具放在嘴巴里；6月龄时，会俯卧翻身，会用整个小手握住物体，当玩具掉落时会去寻找；7月龄时，宝宝已经可以独坐，会双手分别抓东西；8月龄时，宝宝已经可以双手扶物站立了，可以用小手指捏住小丸；9月龄时，宝宝已经会爬，而且拉住双手可以走起来。

在熟知了宝宝的各项运动能力的发育进程之后，宝爸和宝妈就应该有针对性地对宝宝进行正确的引导。在宝宝探索的安全范围之内，让他们自主地去认识这个世界，无论是用嘴巴还是用小手。

另外，除了在前文中提到的各种被宝宝吃进嘴巴里的危险物品外，还有一些可能会导致宝宝窒息的、容易忽略的东西。例如，纸巾、小汗巾、毛绒玩具、枕巾、小被子等，这些看上去"人畜无害"的、宝宝最常用的东西都有可能导致宝宝窒息。当宝宝在熟睡或者还没有自救能力（即两只小手还不能合作运动及定向力还没发育完善）的时候，这些物品如果不小心覆盖到宝宝的口鼻处，并且身边没有照护者的注意时，则会酿成窒息事件。

讲了这么多，"神经过敏"的父母可能更加觉得家里处处都是危险的，"神经大条"的父母可能开始对家里的危险物关注起来了，那如何为宝宝的天性保驾护航呢？我们将在下一节中给出详细的解答。

第二节　窒息"杀手"

　　"我们平时在家里看孩子特别当心，尽量不让孩子吃一些坚果类的食物，尽管我家宝宝已经3岁了，但都是磨碎了检查好了才让宝宝吃。可是有一次，我们在给孩子喂饭的时候，孩子趁我们不注意，把一整个水晶虾饺放进嘴巴里，然后一下子就噎住了，幸好孩子他爸给孩子拍出来了，要不然……这种防不胜防的危险，我们作为家长要怎么才能在第一时间发现呢？"

　　我们经常看到因各种各样意外伤害到急诊进行抢救的孩子，他们的家长在抢救室外等待的时候都对自己的疏忽大意懊恼不已，尤其是那些因意外伤害导致孩子伤残的家长。上面这个问题也是很多宝妈面临的问题，作为宝妈宝爸不可能24小时陪伴在孩子左右，即便在自己的监视范围内也不能做到100%的看护。毕竟不同年龄段的孩子，他的活动范围是不同的，他的兴趣点也都是不一样的。如何发现这些潜在的危险因素呢？各位宝爸宝妈需要回答以下问题哦。

一、不同年龄段孩子的窒息危险物有哪些

对于小于1岁的小婴儿来讲，他们的主要食物都是流质、糊状或者泥状的，而且这个年龄段的孩子，父母们在喂养的时候肯定是非常当心的。从食材的准备到喂养过程都是非常精细的，但是，如果在喂养之后没有对小婴儿排除危险，这才是导致他们窒息的开始。

"这怎么会呢？我们给宝宝喂好了，拍一拍就让他睡觉了，怎么会有危险呢？"

这个危险还不小呢！小婴儿发生窒息最主要的原因是吐奶。在排除疾病性原因的情况下，与婴儿胃肠道发育有特别大的关系（图5-1）。小婴儿胃容量小且呈水平位，食管下段括约肌松弛，幽门括约肌较为发达；控制呕吐反射的神经

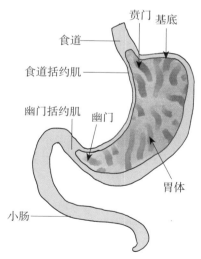

图5-1 胃部结构示意图

贲门
基底
食道
食道括约肌
幽门括约肌
幽门
胃体
小肠

中枢发育不完善，吞咽肌群协调性差，还有就是胃肠蠕动的神经调节功能和分泌胃酸及蛋白酶功能差。再加上新手父母对于宝宝的喂养量不能完全掌控，或者喂奶过快，加上宝宝如果在喂奶之前有较长时间的哭闹，都有可能导致宝宝在喂养之后出现吐奶的情况。一旦孩子出现吐奶，家长不能及时发现会酿成惨剧。除此之外，毛绒玩具、柔软的毛毯都是导致小婴儿窒息的元凶，这些物品一旦覆盖在婴儿的口鼻处，小婴儿是没有办法自救的。

"您这样一说，看来我们真的是疏忽了这些，原来还以为自己已经很小心了。"

这些是婴儿时期常见的导致窒息的原因。虽然窒息的发生率很低，但是只要家长疏忽了，那就是100%的发生率，还是要防患于未然。

当孩子再长大一点，比如上幼儿园前的孩子，导致他们窒息的原因已经不再是吐奶、毛绒玩具这些"初级选手"了。孩子们探索世界的范围逐渐扩大，好奇心驱使他们勇往直前。对于这个年龄段的孩子来讲，最大的危险就是各类坚果、无法一口吞咽的食物、玩具等。就像这位宝妈在前面提到的，大人们在大快朵颐水晶虾饺的时候，可曾知道孩子心里在想什么？你不拿给孩子吃，孩子就不会自己去拿吗？

"这个东西应该很好吃吧，大人们都在吃……"

"我也想尝尝是什么味道的，可是为什么不给我吃呢？"

"要么趁他们不注意，自己吃一个吧……"

我们曾碰到过一个小朋友吃关东煮里的丸子，卡在喉咙处，差点酿成惨剧，也曾碰到过一个小朋友随手抓了一大把瓜子塞在嘴巴里导致窒息，在重症监护室治疗近2个月才出院。不能小看孩子们的行动力，他们周围触手可及的物品都是导致他们窒息的凶手。

"等孩子再大一点是不是就不会发生窒息了呢？毕竟孩子长大了自己可以分辨哪些存在危险吧！"

是的，学龄前期和学龄期的孩子发生窒息的概率会大大下降，但是也不能排除这个年龄段的孩子因为好玩、好胜心强而导致意外发生。比如磁力珠、乐高玩具、硬币、纽扣电池等都是常见的食管或气管异物。因此，孩子在玩乐的过程中家长应当适当引导，从而避免意外情况的发生。

二、找到这些危险物的方法

"您刚才给我讲了这么多危险的东西，我怎么可能记得住呢？而且有时候还会忘记，这可怎么办啊？"

　　这位宝妈你别着急，对于家庭中容易导致孩子窒息的危险有一张核查清单，你可以按照核查清单上的条目进行定期核查，就能最大限度地避免孩子发生窒息的意外［表5-1，引自全球儿童安全组织（中国）］。

表5-1　窒息危险物核查清单

□ 检查儿童床，拿掉枕头、毛绒玩具和其他松软物品，这些是引起孩子睡觉时窒息的隐患

□ 儿童床上最好不挂玩具，如果要挂，绳子不易过长

□ 最好给孩子穿拉链衫，如果穿纽扣衫，则要时常检查纽扣是否松动脱落

□ 去掉孩子衣服上的装饰物，如小装饰物、装饰带等

□ 孩子吃东西时，保证他们手可及范围内没有小颗粒物（包括食物），如玩具部件、花生粒、葡萄等

□ 不要给3岁以下的孩子吃圆形、坚硬的小颗粒食物，如硬糖、坚果、葡萄和爆米花等

□ 购买玩具时，注意查看玩具包装上有关安全的说明，如多部件拼装玩具不适宜3岁以下儿童

□ 经常查看孩子的玩具，是否有部件或碎片脱落

□ 学习简单的意外窒息急救方法：将孩子倒置、拍打背部，并让孩子尽力咳嗽；学会海姆立克手法帮助孩子脱离危险。

　　这份清单只是给各位宝爸宝妈进行指引，危险时刻存在，主要还是在于看护者是否有足够的安全意识，能够在第一时间对可能造成孩子危险的因素进行预判，毕竟孩子对于危险是没有判断力和自救能力的。宝爸宝妈们应该时刻提高自己的安全意识，将看似安全的"危险"远离孩子，才能从源头上避免窒息的发生。

　　希望孩子的看护者们能够知道这些常见的导致孩子窒息的危险物，提高安全意识，这一点是非常重要的。知道了这些窒息"杀手"之后，我们应该怎么去避免窒息的发生呢？在下一节中我们会详细介绍。

第三节　　如何避免窒息的发生

"护士小姐，其实我们家长最希望的就是孩子不要发生任何危险，让孩子平安快乐度过每一天，那么应该如何避免窒息的发生呢？有没有一劳永逸的办法？因为我们平时也很忙，老人家带娃也很累，也不能时时刻刻打起120分的精神来照顾孩子。"

这是我们遇到的很多宝爸宝妈向我们提出的问题。相信每一位家长都希望自己的孩子能够顺利长大，一旦出现像窒息这类致残致死率较高的意外发生，就会对孩子造成不可挽回的损伤，而且也会对整个家庭带来巨大的经济压力和社会负担。如何避免窒息的发生，也是我们一直希望为宝爸宝妈们答疑解惑的重要突破点。在前面的两节内容中对于孩子为什么容易发生窒息和家中常见导致窒息的危险物进行了讲解，在这一节中我们将着重为各位宝爸宝妈讲解如何避免窒息的发生或者在最大程度上降低儿童窒息的发生。

一、什么是窒息

窒息就是人体在呼吸的过程中由于某种原因受阻或异常，所造成的全身器官组织缺氧，二氧化碳潴留而引起的组织细胞代谢障碍、功能紊乱或者结构损伤。简而言之，就是人体由于呼吸道的堵塞，无法进行正常呼吸，导致缺氧。人体各器官对于缺氧的耐受程度是不同的，大脑对于缺氧的耐受程度最差，一般大脑缺氧在4～6分钟时就会出现不可逆的损伤，其他器官对缺氧的耐受程度虽各有不同，但随着缺氧时间的延长，也会给组织器官带来严重的伤害，如小脑的耐受时间是10～15分钟，心肌和肾小管细胞是30分钟，肝细胞是1～2小时等。因此，如果儿童发生窒息不能在第一时间内得到及时的处理，对儿童造成的伤害将是无法挽回的。

二、儿童为什么比成人更容易窒息

儿童为什么会比成人更容易发生窒息呢？这与儿童的身体发育状况有非常大的关系（图5-2）。

（1）肺：小婴儿的肺部尚在发育过程中，其弹力组

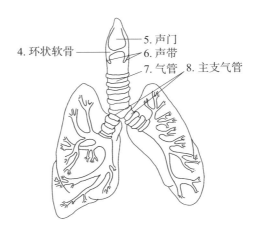

4. 环状软骨　　5. 声门
6. 声带
7. 气管　8. 主支气管

图5-2　人体肺部示意图

织差，肺容量小，肺泡之间的肺泡壁通道要到2岁之后才能出现，所以婴儿无侧支通气。因此，如果当有异物导致婴儿窒息时，其供氧支持的能力要远远低于成年人。

（2）气管、支气管：纤毛运动较差，不能很好地清除异物，因为右主支气管比较垂直，异物非常容易就进入右侧的支气管内。一些毛绒性质的异物如果进入肺部，非常容易坠积在肺内。

（3）呼吸肌：顾名思义，就是帮助孩子呼吸的肌肉。儿童还处在生长发育的阶段，儿童的呼吸肌不发达，主要还是靠膈肌来呼吸，因此非常容易受腹胀等影响。当儿童处于缺氧状态，而呼吸又出现障碍时，呼吸肌不断做功，耗氧量更多，加重缺氧状态。

（4）胃和食管：在第二节中我们也提到了儿童胃部和食管与成人的不同，儿童食管的弹力较成人弱，并且胃部呈水平，贲门括约肌发育水平低于幽门括约肌等，都是儿童易发生呕吐的主要原因，呕吐物导致的窒息在儿童中，尤其是在小年龄的孩子中发生率最高（见图5-3）。

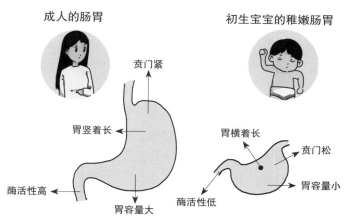

成人的肠胃

初生宝宝的稚嫩肠胃

贲门紧

胃竖着长

胃横着长

贲门松

酶活性高

胃容量小

胃容量大

酶活性低

图5-3　成人与宝宝胃部位置比较

另外，有的宝爸宝妈应该也发现了一个问题，就是孩子们对咳嗽的反应并不灵敏，除非是孩子在达到呛咳的状态下才会咳嗽。因此，当有比较小的异物进入呼吸道时，孩子没有能力通过咳嗽的方式将异物排出体外。

还有非常重要的，也是宝爸宝妈们最容易忽视的一点就是孩子的自救能力。自救能力与孩子的大运动和精细运动发育情况有非常大的关系。大运动就是指抬头、翻身、爬、站立、走、跑等这些需要全身肌群合作的运动，而精细运动就是一些小肌群的合作，比如用手指拿豆子、玩球、摆积木等。孩子的自救过程是在大运动和精细运动和谐地结合在一起的基础上才能完成的。但是，在婴儿3个月的时候，精细运动才开始发展，握持反射消失，出现无意识的抓握，到第6个月的时候开始出现随意抓握，到第7个月时，逐步认识到拇指和其他四指是对立的，然后才与视觉和运动觉协调运动。抓握、双手协调的发育是一个缓慢的过程，在这个过程中一旦出现有盖住口鼻或者呕吐物在口腔内而不能及时给予婴儿帮助的情况，这对于小年龄的孩子来说无疑是一场巨大的灾难。

三、如何避免窒息的发生

我们需要根据不同年龄段孩子的发育特点有针对性地预防窒息的发生，各位宝爸宝妈可以根据孩子的年龄按需获取育娃小提示哦！

婴儿（小于1岁）

（1）如果是吃母乳的婴儿，宝妈们应当注意不要边喂边睡，避免乳房堵塞婴儿的口鼻。

（2）婴儿在吃完奶之后，一定要给他拍一拍，帮助他把胃里的气体排出。拍嗝的方式：① 可以竖抱起来，让孩子的头趴在家长的肩膀上，手掌呈空心状，从下而上的轻拍宝宝的背部；② 也可以坐在家长的腿上，家长扶住孩子的颈部或让孩子趴在家长手臂上，家长另一手轻拍宝宝的背部。

（3）家长需要将婴儿床上的毛绒玩具拿走，在给宝宝盖被子的时候确保他们的口鼻是露在外面的。

（4）不建议在家中给小宝宝包"蜡烛包"。

（5）选择安慰奶嘴时，确保是宝宝适合的型号，材料安全。

（6）在孩子安睡过程中，不可以让宝宝独自一人在房间，应当确保看护者与孩子同室或在看护者的视线范围之内。

幼儿～学龄前

（1）尽量不要给孩子接触含有核的各类水果、果冻及各类坚果的机会，如果需要，在喂养时请多加小心。

（2）孩子在玩玩具的时候，宝爸宝妈们应陪在孩子身边，时刻关注孩子有没有把玩具的零部件放在嘴巴里。

（3）不要给孩子触碰纽扣电池、磁力珠、小号的乐高玩具等小型玩具部件的机会，以免孩子由于贪玩或者好奇心放入口腔内。

当然，除了上面的小贴士之外各位宝爸宝妈们还需要培养孩子良好的进食和游戏的习惯。好习惯从娃娃时培养，才能在一定程度上减少意外的发生。

那么如何才能培养孩子这些好的习惯呢？下面这些内容请各位家长一定牢牢记在心里，让孩子在潜移默化间形成好的习惯。

1. 保证就餐环境安静愉快

不要让孩子边看电视或者平板电脑边吃饭，不要在饭桌上训斥孩子，或者让孩子跑来跑去，尤其是家里面的老人追着喂饭，这都是非常不好的就餐习惯。这些习惯使孩子不能专心吃饭，或者在奔跑的过程中极易出现摔倒或者呛咳的情况，这是需要各位宝爸宝妈特别注意的一点。

2. 定时定点就餐

就餐间隔应根据不同年龄段孩子的需要来把握，最好让孩子在固定的餐椅上完成就餐，使就餐充满仪式感。

3. 培养孩子不挑食、不偏食的习惯

幼儿就餐应营养丰富，荤素搭配。避免饮食的单一、重复，否则会影响孩子的食欲，甚至造成孩子偏食、营养不良。

好的游戏习惯的形成应该在宝爸宝妈为孩子购买玩具的那一刻就开始了。家长在挑选玩具时应该考虑玩具的材质、大小、功能性和可玩性。购买安全性高的玩具，从源头上提高孩子在玩玩具时的安全性。另外，在家中应固定孩子玩玩具的场所，并规定孩子玩玩具的时间及玩具玩好之后的收纳整理都由孩子来完成，让孩子从小形成管理自己玩具的习惯。

"太好了，多亏了您的讲解，我们回去就开始锻炼孩子的饮食和玩玩具的好习惯，让孩子自己管理自己。

当然，我们的监管也必须跟上时代的要求。那万一孩子出现窒息了情况，我们应该怎么办呢？"

这也是幼儿急救中非常重要的一部分内容，我们将在下一节内容中为大家展开讲解当孩子出现窒息时，我们应当如何进行急救。

　　"护士小姐，您前面讲了那么多内容，让我们从生理结构上知道了孩子为什么容易出现窒息，如何在家中发现识别导致窒息的物品，以及预防孩子发生窒息的方法。那如果万一孩子真的出现了窒息的情况，我们应该怎么办呢？有什么可以立即帮助孩子解除危险的方法吗？"

　　这位宝妈的问题就是我们这一节最主要的内容。在这一节内容中，我们将为各位宝爸宝妈讲解窒息物的性质、孩子窒息后的急救处理，也就是大家都听说过的海姆利希手法，以及孩子发生严重窒息后急救处理流程。相信通过对这一节内容的讲解，你在面对孩子出现窒息这种危急时刻就会临危不惧，不再手忙脚乱了。孩子窒息的紧急处理，我们将从窒息物的性状开始讲起。

一、窒息物的性状

　　在我们前几节内容中提到了非常多关于窒息物的例子，比如各类坚果、豆子、玩具的小零件等，这也是很多家长非常容易想到的、导致窒息的物体。但是，还有很多不同种类、不同性状的物体会导致孩子发生窒息。下面我们就将各类容易导致窒息的物体分类给大家进行讲解。

1. 固体类

这是大家最常想到的一类导致窒息的物品。这类物品的特点就是形状固定，不会变化。它们经过消化管或气管时因为形状不会变化，极易发生消化道或气道堵塞。这类窒息物在短时间内自行排出体外的概率较小，根据窒息物的形状、尺寸再结合 X 线片可以初步判断堵塞情况，如果完全将气道堵塞，将会造成极大的危害。

2. 半固体类

此类窒息物的代表物为果冻、葡萄，珍珠奶茶里的"珍珠"、椰果等，它们看上去像固体，但极易因外力的挤压导致形状变化。因为它们形状的多变，非常容易将气道整体堵塞，发生吸气性呼吸困难的同时，不能通过腹腔的压力将它们排出体外。通常需要借助医疗手段将其取出。

3. 液体

这是在小婴儿中或是还在进食流质、糊状或泥状的小年龄孩子中最常见的一种窒息物。通常是由于孩子发生呛咳、呕吐等导致，此类窒息物可以毫无"阻挡"地进入气道，然后进入肺内，其原理类似于溺水，容易导致吸入性肺炎等后遗症。通常需要较长时间的治疗。

如果你的孩子发生了窒息的情况，请务必要明确窒息物是什么，大约窒息了多久这些关键因素，才能对症施救，为孩子争取更多的时间，以获得生还或者减少残障的希望。

二、窒息的急救

如果孩子处于窒息的状态下，我们应当如何在第一时间帮助孩子脱离险境呢？海姆立克手法是目前解除固体类或半固体类最常用的急救方法之一。它可以在你发现孩子窒息的当下，单人就可以完成的急救手法，针对婴儿和儿童的急救手法略有不同，据说这是全世界拯救生命最多的方法。

海姆立克手法的原理就是通过利用肺部残余气体，按压腹部形成气流冲出梗阻异物，使孩子恢复正常呼吸（图5-4）。当发生呼吸道梗阻时，不要在孩子站立或不当体位

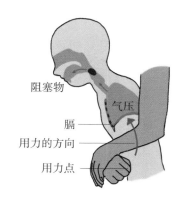

阻塞物
气压
膈
用力的方向
用力点

图5-4　海姆立克手法原理

时拍打孩子背部或抚顺胸口，也不要将手伸进孩子的嘴巴里去抠出异物，或者给孩子吃馒头，甚至马上做人工呼吸等，错误的方法可能会使异物更深入呼吸道，加重孩子的不适，甚至加重窒息。

　　在实施海姆立克手法之前首先需要判断孩子是否出现了窒息。当孩子呛咳，无法说话，喝水不能缓解，以至于出现嘴唇青紫等情况，则判断孩子出现了窒息（图5-5）。

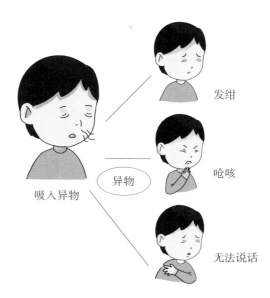

发绀

呛咳

异物

吸入异物

无法说话

图5-5　窒息的评估

　　海姆立克手法包括儿童和婴儿两个年龄段孩子的手法。牢记"剪刀-石头-布"定位法，"剪刀"即手的两指在肚脐眼正上方，"石头"即将另一只手抵在两指正上方，"布"即用"剪刀"手裹住"石头"手。

　　1. 婴儿（适用于1岁以下）

　　让孩子趴在家长的手臂上，家长一手固定孩子的颈部，另一只手的掌根部快速冲击背部中间部位；然后再将孩子仰卧放在家长的大腿上，用一手支撑孩子的头部和脖子，家长以两手示指或中指快速冲击压迫孩子胸部两乳头连线中部略下方5次，重复直至异物排出（图5-6）。可在冲击孩子背部或胸部的时候，密切观察孩子的反应，如在短时间内无法解决孩子窒息，则需要立即呼叫"120"急救中心，并继续上述动作。

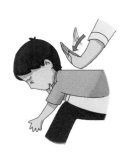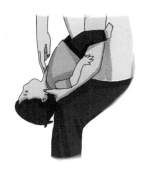

图5-6　婴儿海姆立克手法

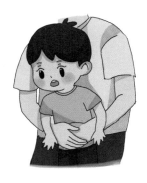

图5-7 幼儿海姆立克手法

2.儿童（适用于1岁以上）

孩子处站立位，家长从背后环抱住孩子，按"剪刀-石头-布"方法定位后拳心向内向上挤压孩子的腹部，在挤压过程中快速且用力，重复上述动作直至异物排出体外（图5-7）。

如果通过上述两种方式可以顺利将异物排出，各位宝爸宝妈仍然需要继续观察孩子情况，比如孩子有没有说哪里痛或者孩子的精神反应不太好，出现上述情况时，各位宝爸宝妈需要带孩子前往医院继续救治，以排除是否因为剧烈的冲击给孩子带来损伤导致的疼痛或者其他问题。如果通过上述两种方式不能帮助孩子将异物排出体外，则需在施救的同时立即呼叫"120"急救中心寻求帮助，切勿惊慌失措，使用错误的方法会延误救治孩子的时机。

窒息虽然是一种发生率较低的意外伤害类型，但却是孩子致死致残最高的一类意外伤害。意外不可怕，可怕的是家长对于安全隐患的无知。尤其是当没有急救技能或者对于孩子发生窒息时存在误判的家长照顾孩子时，就会出现延误救治孩子的时机。因此，各位宝爸宝妈们在提高自身安全意识的同时，也需要让家中的其他人员掌握一定的急救技能，包括防止窒息的方法和急救方法等。希望通过本章的内容，可以为各位宝爸宝妈提供一些专业的育儿知识，以备不时之需。

附 录

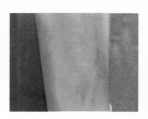

图2-3 Ⅰ度烫伤   图2-4 浅Ⅱ度烫伤

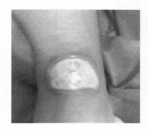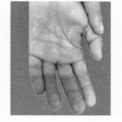

图2-5 深Ⅱ度烫伤   图2-6 Ⅲ度烫伤

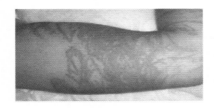

图4-1　海蜇蜇伤的皮肤表现

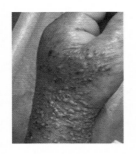
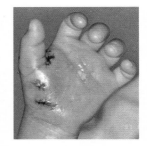

图4-2　蚂蚁蜇伤的皮肤表现　　图4-3　狗咬伤（1）

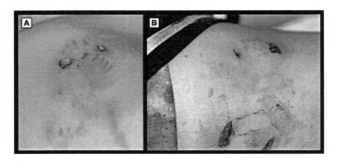

图4-4　狗咬伤（2）